술 없는 인생 후반전을 꿈꾼다

채숙희 · 신재정 · 황인복 · 강상범
조자현 · 김한석 · 황춘옥 공저

신정

서 문

"술을 끊을 수 있나요?" 상담을 받으러 온 보호자와 환자가 가장 많이 묻는 말이다. 알코올 의존은 회복되기 어려운 병으로 알려져 있었다. 과거에는 백 명을 치료하면 겨우 다섯 명이 회복된다거나 회복되더라도 재발이 많이 되므로 치료가 거의 불가능한 병으로 알려져 있었다.

1980년대 중반에 회복자 모임이 우리나라에 소개되었다. 1990년 중반부터 알코올 의존 환자만을 전문으로 치료하는 병원과 2004년경 보건복지가족부 지정 시범 전문병원이 생겼다. 또한 알코올 전문 서적과 알코올 전문 치료자가 등장하였다.

요즈음은 회복자가 많아지면서 회복이 가능한 병으로 인식이 바뀌어 가고 있다. 특히 한 연구에서 2년 이상 술을 끊고 회복한 경우에 10년 이상 술을 끊고 회복할 확률이 80%라는 보고가 있었다. 2년만 단주하면 회복자라고 할 수 있는 근거가 생겼다.

어느 전국적인 회복자 연합 모임에서 21년된 회복자와 술을 끊기로 결심한 지 하루되는 환자가 협심자 관계를 맺기도 하였다. 또 회복이 되어 의사 선생님이 된 경우도 있었다.

뇌영상 기술의 발달로 알코올로 인해 손상되는 뇌의 부위가 전두엽이라는 것을 발견하게 되었다. 이 결과는 신체적인 문제뿐만 아니라 심리적 · 사회적 · 영적인 면에까지 심각한 영향을 주는 것을 설명해 줄 수 있었다. 또한 치매가 오지 않은 경우, 3~4개월 동안 술과 차단되어 있는 경우는 뇌가 회복된다는 연구결과가 있었다. 알코올 의존이 회복이 된다는 과학적인 근거를 제시해 주고 있는 것이다.

회복되는 환자 수가 많아진 것과 과학적인 연구결과에서 알코올 의존은 회복이 되는 뇌의 병이라는 것이 명확해졌다. 하지만 어떤 과정을 거쳐서 회복이 되는지에 대해서는 명확하지 않다. 어떤 환자는 회복이 되고 어떤 환자는 죽음에 이르는지에 대해서도 명확하지 않다. 알코올 교육이 어떤 역할을 하는지, 보호자와 치료자가 어떤 역할을 하는지에 대해 알 수 없었다. 회복되는데 도움이 많이 되었다는 것 이외에는 구체적으로 무엇이 도움이 되었는지를 정확히 알 수 없었다. 회복과정을 잘 모르다 보니 당연한 결과가 아닌가 싶다.

그래서 저자들은 회복과정에 대해서 연구할 필요를 느껴 회복과정에 대한 여러 논문과 책을 참고하였다. 특히 Sober for Good이라는 책이 참고가 많이 되었다. 《Sober for Good》은 앤(Anne M. Fletcher)이라는 저자가 222명의 회복자를 대상으로 직접 면담을 통해서 회복자들이 말하는 회복 과정을 적은 책이다.

공동 저자들은 이론적인 것과 더불어 회복자들의 생생한 목소리로 회복 과정을 담는 것이 필요하다는 것에 동감하였다.

2년 이상 단주한 회복자들과의 회복 과정에 대한 면담이 이루어졌다. 단주한 지 2년이 안 되었더라도 또는 입원 치료 과정이라도 회복 과정의 설명에 도움이 되는 경우에는 사례에 포함되었다. 회복자들이 말하는 생생한 회복의 과정, 여러 알코올 전문서적과 논문 자료, 저자들의 임상경험이 모여서 이 책이 만들어졌다.

이 책은 부족한 내용이 많지만 회복자들의 생생한 목소리와 경험이 녹아 있다. 알코올 회복 과정에 대한 이 책의 내용이 많은 치료자, 환자, 가족들에게 도움이 되기를 바란다.

끝으로 이 책을 쓰게 만든 원동력이 된 회복자분들과 환자분들에게 감사의 마음과 용기를 전하고 싶다. 특히 자신을 드러내는 것을 두려워하지 않은 많은 회복자들과 가족들에게 감사를 드린다. 많은 시간 토론하며 끝까지 서로 힘이 되어준 공동 저자들, 병원 식구들, 그리고 신정출판사 최용구 사장님께 감사하며 기쁨을 함께 나누고 싶다.

2008년 9월

공동 저자 올림.

차 례

01

단주(斷酒)! 과연 나도 할 수 있는가

01
단주(斷酒)! 과연 나도 할 수 있는가

많은 환자들의 중요한 고민 중에 하나가 "과연 나도 술을 끊을 수 있을 것인가?" 이다. 대부분 스스로 자신이 환자임을 인정하는 것은 무척이나 고통스러운 일이어서 인정하지 않으려고 스스로 수많은 다짐을 하고 주변 사람들이나 가족들에게 단주 선언을 하곤 한다. 하지만 반복되는 실패, 조절이 안 되는 음주, 실수, 금단증상, 가정의 붕괴, 질병 등으로 절망감에 싸여 결국 무기력한 상태로 병원으로 오게 된다. 금단증상이 걷히면서 떠오르는 중요한 의문 중 하나는 "여기서 치료를 한다고 해서 과연 내가 성공할 수 있을 것인가?" 이다. 많은 회복자들은 감히 "단언코 그렇다!" 라고 이야기한다.

이 장에서는 단주를 어렵게 만드는 요인들에 대해 단주에 성공한 회복자들의 지혜를 함께 나눌 것이며, 이를 통해 '나도 할 수 있다' 는 자신감을 갖게 될 것이다.

자신의 문제를 인정한다면 이미 절반쯤 성공한 것이다

"일주일에 5~6일을 술을 먹었고, 항상 인사불성이 되어서야 술자리가 끝나곤 했다. 부하직원들은 내가 만든 술자리에 억지로 끌려나왔고 아내의 잔소리는 이미 무관심으로 바뀌어 가고 있었다. 정신과 상담을 한번 받아보면 어떻겠냐는 동료 직원의 충언을 따귀로 돌려주고 나서 분을 참지 못하고 밖으로 뛰쳐나왔다. 알코올 중독! 철저하게 증오했던 아버지의 모습! 인정하지 않았고 인정하고 싶지도 않았다."

"두세 달 억지로 술을 끊어보고 '거봐! 나는 알코올 중독이 아니잖아.' 라고 스스로 위안하며 다시 입에 댄 소주는 일주일 동안이나 인사불성이 될 정도의 장취로 이어졌고 또 다시 예전의 모습이 반복되었다."

"우연히 본 거울 속에는 예전의 건강했던 나의 모습은 찾아볼 수 없었고 핏기 없고 깡마른 불쌍한 노숙자 한 명이 서 있는 듯 했다. 인정할 수밖에 없었다. 조금이라도 빨리 인정하고 받아들이지 못했던 것이 지금으로서는 못내 후회스럽다."

"나를 업신여기던 아내와 세상에 독설을 퍼부었고 자연스럽게 그 감정을 술이라는 고마운 친구에게 털어놓았다. 하지만 지금 생각해보면 모든 것이 핑계였고 구실이었다. 남을 탓하는 것에서 벗어나 나의 문제를 보기 시작하면서부터 새로운 세상이 보이기 시작했다.

변화시켜야 하는 것은 나의 아내도 세상도 아닌 나 자신이라는 것을 절실히 깨달았다."

알코올 의존이라는 병을 극복하는 사람과 그렇지 못한 사람의 가장 큰 차이점 중에 하나가 자신의 문제를 얼마나 객관적으로 정확하게 인식하는가이다. 이 중요한 첫 단추를 제대로 끼우는 것이 성공의 관건이다. 스스로의 치부를 드러내고 인정하는 일은 무척이나 괴로울 것이며, 피할 수만 있다면 남을 탓하거나 회피하고 싶은 일일 것이다. 하지만 언제까지 이를 부인하고 있다가는 문제는 점점 눈덩이처럼 불어날 것이고 회복으로 이르는 길은 더욱 어려워질 것이다. 본인의 문제에 대해 주변의 의견에 마음을 열고, 객관적으로 정확하게 인식하는 것이 모든 알코올 치료에서의 기본이며 초석이 된다. 일단 인정을 하고 스스로를 변화시키겠다는 노력이 시작되면 이미 절반쯤 성공하고 있는 것이다.

고장난 브레이크! 그것이 문제였다

"술을 안 마시면 몇 달이고 안 마실 수 있는데 한 잔의 술만 들어가면 보름은 계속 마시게 되었다. 1년도 넘게 단주를 해보았는데, 일단 술 한 잔이 들어가니 또 보름 이상 식사도 거르고 마시게 된다."

"3년을 단주했다. 단주하는 동안 성실한 남편이자 가장이었고 열심히 살았다. 재기하여 근근히 꾸려가던 작은 사업이 부도가 났고 불행은 한순간에 모든 것을 앗아갔다. 다시 시작된 음주는 오히려 단주를 시작하기 전보다 더 나를 형편없는 주정뱅이로 만들었다. 내가 나를 통제할 수 없었고 술이 떨어지거나 취해서 인사불성이 되기 전에는 멈출 수가 없었다."

"과연 내가 술을 끊을 수 있는지 스스로에게 수없이 물었다. 결국 내가 다른 건강한 사람들과는 다르다는 것을 배웠고 인정하게 되었다. 당뇨환자가 혈당 조절이 안 되고, 고혈압 환자가 혈압 조절이 안 되듯 나는 술을 조절할 수 없는 병에 걸렸음을 깨닫고 그것이 당뇨나 고혈압보다 훨씬 더 위중한 병임을 직 · 간접적인 체험을 통하여 알게 되었다. 특히 한 잔의 술이 가져오는 엄청난 재앙을 각인하면서 지금은 7년째 술 한 모금 안 마시는 행복한 일상을 가꾸어 가고 있다."

정상적인 음주자는 마시는 술의 양을 조절할 수 있어 오늘은 이 정도만 마셔야겠다는 생각을 지킬 수 있다. 하지만 알코올 의존이라는 병에 걸리게 되면 한 잔의 술이 일주일 이상의 장취로 이어지게 된다. 이들이 술을 조절하지 못하는 가장 큰 이유 중 하나는 알코올 조절을 담당하고 있는 뇌가 파괴되었기 때문으로 본다. 일반적으로 술이 간에 좋지 않다는 것은 삼척동자도 잘 알고 있는 사실이지만 정말 치명적인 영향을 주는 곳은 간이 아니고 뇌이다.

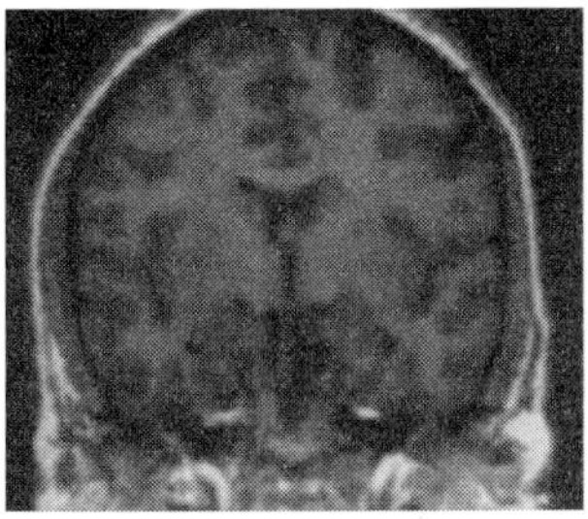

40대의 정상 성인의 뇌

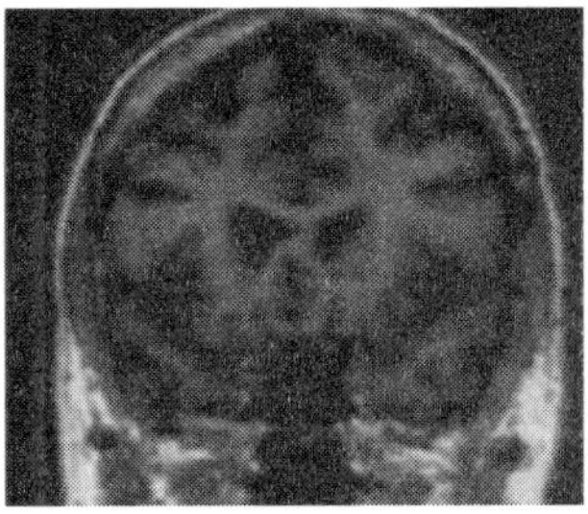

40대의 알코올성 치매환자의 뇌

사진에서 보듯이 알코올로 인한 지속적인 뇌신경의 손상은 뇌의 위축을 가져오고 이는 뇌기능의 쇠퇴로 이어진다. 그 위치가 어디냐에 따라 기억력, 계산능력, 판단능력, 충동조절능력 등의 문제로 이어지고 심한 경우 치매에서나 볼 수 있는 문제들이 흔히 나타난다. 특히 알코올이 치명적 손상을 가져오는 부분이 전두엽(이마 쪽의 뇌)이다. 전두엽은 욕구를 지연시켜 주고 이성적이고 합리적인 판단을 할 수 있도록 돕는다. 다시 말해 충동을 지연시키는 브레이크의 역할을 하는 것이 뇌의 전두엽이라는 곳이다. 이러한 전두엽의 기능의 장애가 오면 우리는 충동을 조절하지 못하게 된다. 한 잔의 술이 폭음과 장취로 이어지는 것이 바로 이러한 이유 때문이다. 더욱 슬픈 현실은 한번 손상된 뇌신경은 잘 회복되지 않는다는 사실이다. 더욱이 오랫동안 많은 양의 술을 마셨다면 이 전두엽의 손상은 더 광범위하다. 결국 이미 알코올에 대한 조절 능력을 상실했다면 한 방울의 술도 피하면서 살아야 한다는 것이 냉혹한 현실이고 회복의 관건이다.

'줄여서 마시겠다는 생각'을 하면서부터 이미 재발은 시작된 것이다

> "술을 줄여서 마셔야겠다는 다짐을 했다. 한두 번은 취하지 않을 정도까지만 마셨지만 다시 원위치였으며 오히려 튕겨져 나간 고무줄처럼 다시 폭음과 장취로 이어졌다. 술을 조절해서 마셔야겠다는 무모한 도전은 이를 보다 못한 시댁에서 내 아이를 데려가 버리고, 참다못한 남편이 내게 이혼을 선언한 이후에도 계속되었다. 결국 만신창이가 된 몸으로 중환자실 신세를 두 차례 졌고 서너 차례 알코올 전문병원에 입원하여 치료도 하였다. 결국 조절음주에 대한 내 생각을 포기하였다."

> "조절음주보다 단주가 훨씬 더 쉽다는 사실을 좀더 일찍 깨닫고 인정했으면 나의 인생에서 덧없이 낭비한 시간이 훨씬 적었을 것이다."

AA 모임에서 있었던 일이다. "어떤 주제를 나눌까요?"라는 사회자의 말에 처음 나온 듯한 사람이 "저는 조절음주가 가능하다고 생각합니다."라고 말했다. 갑자기 찬물을 끼얹은 듯 분위기가 경직되었고 사회자의 표정도 당혹스러워졌으며 어디선가는 신음 비슷한 탄성도 들리는 것 같았다. 마치 금기시하는 판도라의 상자가 열려진 것 같았다. 그러나 그날 여러 선배 회복자들의 의견은 누구 하나 흔들림이 없이 명쾌했고 이야기는 자연스럽게 조절음주의 실패담과 단주생활의 행복함으로 이어졌다. 썩어가는 살점은 도려내야 하듯 버려야 할 것을 버리지 못하고 움켜쥐고 있을 때 결국 그나마 건강한 모습마저도 병들고 만다는 것이다. 조절음주에 대한 생각이 되살아날 때 재발의 늪으로 다시 빠져들고 있음을 명심해야 한다.

앞에서 설명하였다시피 한번 손상된 전두엽은 잘 회복되지 않으며 따라서 알코올에 대한 조절능력 또한 회복되지 않는다는 사실이다. 따라서 알코올 의존에서 회복된 이후에 정상 사회인과 같은 조절음주를 다시 시도하려 하는 행위는 알코올 의존이라는 병에 대한 무지로 인한 일이며 무모한 도전이다. 조절음주에 대한 미련과 집착으로부터 벗어나는 일이 알코올 의존이라는 무서운 병으로부터 회복하고 행복한 생활을 영위할 수 있는 지름길이다.

나만의 문제가 아니라 가족 전체의 문제였다

전문병원에서 3개월 동안의 단주프로그램을 성실히 마쳤지만 가족과의 관계를 극복하지 못하고 재발을 경험한 L 씨는 자신의 과거를 이렇게 회상했다.

> "현실은 배웠던 것과는 많이 달랐다. 먼저 아내에게 대화를 시도하고 미안함과 감사함을 표현하였지만 돌아오는 것은 싸늘한 시선과 불신뿐이었다. 모두가 나로 인한 결과임을 인정하고 다시 노력하려 하였다. 학교에서 돌아온 아들을 따듯하게 안아주려 하였다. "우리 아들, 학교에서 고생했지? 아빠가 한번 안아보자." 그러나 아들 역시 나의 팔을 뿌리치며 도망치듯 제 방으로 들어가 버렸다. 내가 없는 삶에 모두들 익숙해져 있었다. 내가 가장인 나의 가족 안에서

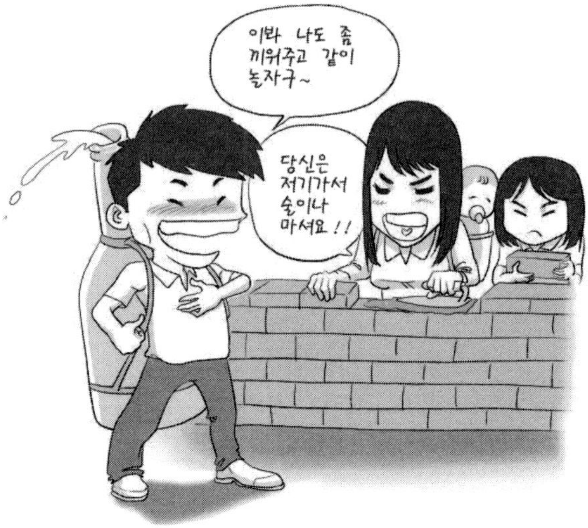
이봐 나도 좀
끼워주고 같이
놀자구~
당신은
저기가서
술이나
마셔요!!

어디 한 곳 내가 설 곳이 없음을 느꼈다. 나의 노력은 불과 일주일도 유지되지 못했고 나는 또 가스버너처럼 폭발해 버렸다. 나를 달래줄 수 있는 것은, 예전의 좋은 친구였고 유일한 친구였던 술밖에 없었고 나는 또 그 유혹에 빠져들고 말았다. 퇴원한 날, 나에게 했던 아내의 말. '아이고, 얼마나 버티나 한 번 두고 볼라요. 귀찮게 말 걸지 말고 방에 들어가 가만히 좀 있으쇼. 그게 나를 돕는 거니까!' 아내의 독설이 귓가에 맴돌았고 퇴원 10일 만에 내 발로 다시 병원을 찾게 되었다. 세 차례의 입원 치료 동안 아내도 조금씩 바뀌기 시작했다. 상담사 선생님의 끊임없는 설득으로 병원에서 운영하는 가족교육과 가족모임에 참석하기 시작했고 나뿐만 아니라 본인 스스로에게도 변화가 필요하며 나의 알코올 의존에 일조하고 있음을 시인하였으며 그 부분에 대하여 미안함을 표현하기도 하였다. 여전히 깨가 쏟아지는 결혼생활은 아니며 살가운 대화와 서로에 대한 배려가 부족한 것은 사실이지만, 최소한 서로를 탓하며 독설을 토해내던 위기의 부부관계에서는 벗어났으며 점점 더 건강한 부부관계의 균형을 찾아가고 있는 듯한 느낌이다."

알코올 의존은 한 개인의 위기가 아니라 가족 전체의 위기이다. 전형적인 경우 알코올 의존자는 가정 내에서 고립되어 있고 그 이외의 가족구성원은 서로 뭉치게 된다. 결국 외로운 알코올 의존자는 더욱 더 술에 의지하게 되고 나머지 가족들은 나름의 방식으로 적응을 하는 것이다. 예를 들어 남편 대신 아내가 돈을 벌기 시작하고, 자식들은 차라리 아버지가 없는 것으로 치부하며 더이상 의지하려 하지 않는다. 건강하지 못한 균형도 일종의 균형이기 때문에 변화가 나타나게 되면 저항이 있기 마련이다. 다시 말해서 알코올 의존자가 회복을 위하여 변화를 주게 되었을 때 오히려 가족이 그 변화에 적응하지 못해 저항하고 오히려 술을 마시도록 조장하여 회복을 더욱 어렵게 만들기도 한다는 것이다.

가족들이 이러한 문제를 스스로 인식하고 병적 균형을 깨트리려는 상호간의 노력이 지속될 때 알코올 의존이라는 병은 더욱 건강하게 회복될 수 있다. 또한 각자 자신들의 모습에 대한 객관적인 성찰과 자성, 그리고 태도의 변화를 통해 오히려 이전보다 더 건강하고 밀접한 가족관계의 균형을 이룰 수 있는 좋은 기회가 될 수도 있다.

참기 힘든 금단증상, 가장 좋은 치료제는 술이었다

"그때는 그게 금단증상인 줄 몰랐다. 술을 안 먹는 날이면 왠지 모르게 허전했다. 이삼일 술을 안 마시면 이유없이 짜증스러워졌고 무슨 수를 써서라도 술자리를 만들곤 했다. 시간이 지나면서 술자리를 만들 이유가 없어졌다. '그냥 혼자 마시면 되는 것을 왜 그렇게 억지로 사람들을 모으려 했을까?' 이런 생각이 들 무렵부터는 손이 많이 떨리기 시작했고 하루라도 술을 안 마시면 식은땀이 흘렀으며 밤마다 악몽에 시달려야 했다. 금단증상에 가장 좋은 치료약은 술을 마시면 되는 거였다. 아주 간단했다."

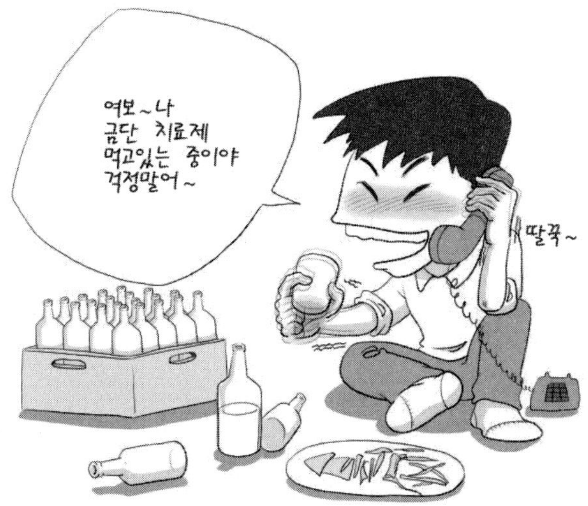
여보~나
금단 치료제
먹고있는 중이야
걱정말어~
딸꾹~

"늪에 빠지고 있었다. 술에 취해있는 나의 모습이 한심하기 그지없었지만 술잔을 놓을 수 없었다. 바다 한가운데에서 지푸라기를 잡는 심정으로 술잔을 잡고 있었다. 하루라도 술잔을 놓을라치면 참을 수 없는 불안과 우울감이 엄습했으며 이러한 기억들을 지우개로 지우듯이 술병을 들었다. 언 발에 오줌을 눈다는 말이 이런 경우를 의미한 것일까? 술기운에 잠시 잊혀졌던 감정들은 술기운이 떨어져 갈수록 더욱 나를 힘들게 했고 나는 이런 감정들을 조절하기 위해 이전보다 더 많은 양의 술을 마셔야만 했다."

"내 피부를 고통스럽게 뚫고 들어오는 벌레들을 뜯어내느라고 며칠 동안 잠을 이룰 수 없었다. 일주일 정도 지난 뒤 내 피부를 뚫고 들어왔던 그 무엇이 벌레가 아니고 간호사가 놓아준 수액의 바늘이었다는 사실을 알고 알코올중독과 금단이 얼마나 무서운 것인가를 진저리치게 깨달았다."

많은 의존자들이 술을 끊지 못하는 중요한 이유로 금단증상을 꼽는다.

금단증상은 장기간 알코올을 섭취했던 환자가 음주를 중단하거나 음주량을 줄일 경우에 나타난다. 그 증상이 가벼운 경우는 불안, 불면, 손떨림, 식은땀, 빈맥, 오심, 구토 등의 증상을 보이나 심한 경우 섬망이나 간질, 환각, 망상 등이 유발되기도 한다. 이러한 금단증상은 참기 힘든 경우가 많으며 이 때문에 음주에 대한 갈망감이 나타나 단주에 대한 결심을 자꾸 포기하게 된다. 다행스러운 사실은 이러한 금단현상이 대개 술을 끊은 지 이삼일 정도에 최고조에 이르러 이 시기를 넘기는 것이 무척이나 어렵지만 그 이후로는 차츰 회복되다가 2주 정도가 지나면 거의 사라진다는 것이다. 즉 술을 끊은 후 2주 정도만 견디어 내면 그 이후로는 금단증상으로 크게 고통 받을 일이 없을 것이라는 이야기다. 또한 이러한 금단증상을 효과적으로 치료할 수 있는 좋은 약물들을 금단기간 동안 사용할 경우 큰 어려움없이 넘어갈 수 있다. 술로 금단증상을 조절하려 할 경우 큰 낭패를 볼 수 있으므로 전문의의 도움하에 훨씬 더 건강하고 바람직한 방법으로 이를 극복할 수 있다.

미리 포기하지 않으면 길은 있기 마련이다

스스로 인생을 포기해 버리고 자포자기한 심정으로 술을 마셔왔던 K 씨는 다음과 같이 과거를 회상했다.

> "입원 초기. 모든 생각이 부정적이었다. 주치의와 상담사에게 매일같이 독설을 퍼부었으며 퇴원만 하면 모두 죽여버리겠다고 협박을 하기도 했다. 환우들과도 말다툼이 잦았고 모든 것이 불만투성이었다. 재발해서 다시 입원하는 사람들만 눈에 들어왔고 나에게 있었던 실패에 대한 생각들만 머릿속을 가득 메웠다. 내가 미리 나 스스로를 포기해 버리고 있었고 그랬기 때문에 나에게 있어 모든 상담과 치료 프로그램이 무의미했다. 아무것도 하고 싶지 않았고 그저 나를 가만히 놔둬주기만을 맹목적으로 바랐던 것 같다. 그런 이유로 남들이 한 달 동안 끝내는 기초교육병동에서 3개월을 보냈고 억지로 떠밀려 심화병동으로 옮겨졌다. 기초병동과는 사뭇 다른 병동 분위기에서 다시 2개월 정도를 혼자 침묵하며 시간을 보냈다. 조금씩 회복되어 가는 사람들의 모습이 내 눈에 들어오기 시작했고 주위를 둘러봤더니 한결같이 열심히 도전해 보려는 환우들이 많이 있었다. 나도 한번 그들 사이에 끼어보고 싶다는 생각이 처음으로 들었다. 6개월 동안의 병원 생활을 수료했을 때 나도 모르는 사이 많이 건강해져 있었다. 무엇보다도 나 스스로를 바라보는 시선이 '나도 뭔가 할 수 있을 것이다!' 라는 희망으로 채워져 있었다. 지금 AA 모임에 참석하면서도 여전히 삶의 굴곡에서 실수하고 안타깝게 재입원하는 사람이 있고 나도 그간 한 차례의 실수가 있었음을 고백하지만 항상 바람직

하게 건강하고 온전한 삶을 살려고 노력하고 있는 동료들에게 시선을 주려고 노력하고 있고 그들과 닮아가려고 끊임없이 지혜를 구하고 있다."

병원에 상담받으러 온 대부분의 보호자가 궁금해 하는 것은 알코올 의존이 회복이 되느냐는 질문이다. 괜히 병원에 강제로 입원시켰다가 오히려 치료는 안 되고 감정의 골만 더 깊어지는 게 아니냐며 불안해 하는 보호자들을 많이 본다. 그러나 처음에는 치료에 저항하고 가족들을 비난하던 많은 환자들이 회복의 과정에서 가족들에게 감사함을 표현하고 퇴원 이후 꾸준히 자조모임을 통해 점차 온전한 생활의 행복을 만끽하는 모습을 지켜보면서 "이 병은 회복될 수 있구나."라는 확신을 갖게 된다. 물론 모두가 다 성공하는 것은 아니다. 하지만 적절한 시간에 적절한 방법으로 치료자, 보호자, 환자가 협조하여 회복에의 힘을 이끌어 낸다면 치료가 될 수 있는 환자가 의외로 많다는 사실을 알게 될 것이다.

단주를 유지하면서 알코올 의존으로 인한 신체적 · 정신적 폐해를 치료하고 술로 인하여 피폐해진 생각과 태도를 바꾸며, 아울러 가족들의 노력과 변화가 동반될 때, 그리고 이러한 노력들을 포기하지 않고 지속할 때 알코올 의존이라는 병은 대부분 정상적으로 회복될 수 있는 '좋은 질병' 이라고 할 수 있다.

"나는 안 될 것이다. 이대로가 그저 좋다."라고 생각하고 있는가?

도전해 보라! 변화? 불가능하다고 생각하면 평생 불가능한 것이다.

02

무기가 많으면 승리할 가능성도 높다

02

무기가 많으면 승리할 가능성도 높다

많은 회복자들에게 어떠한 방법이 가장 자신에게 도움이 되었는지를 물었다. 대부분의 경우 단주를 결심한 이후 수많은 시행착오를 거쳤으며 자신만의 성공방법을 찾기까지 수많은 노력과 실패가 있었었다고 했다. 결국 자신에게 가장 알맞은 단주의 방법을 찾게 된 이후에는 단주생활이 훨씬 더 수월해지고 탄탄해진다고 한다. 단주할 수 있는 여러 가지 방법 중에 자신에게 맞는 방법을 찾아간다면 성공 확률을 더욱 높일 수 있다. 이 장에서는 단주에 도움이 되는 여러 가지 접근방법에 대하여 알아보고, 이를 경험한 회복자들의 지혜를 함께 나누고자 한다.

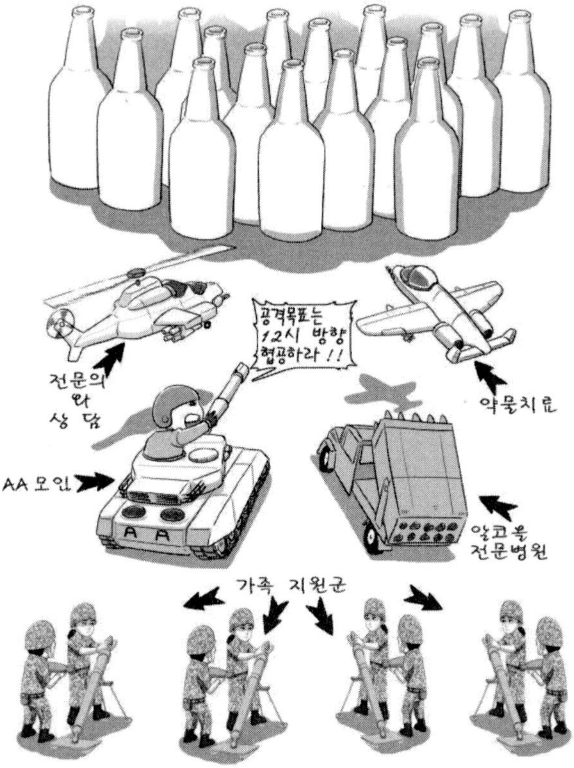

절실히 열망하면 혼자서도 단주할 수 있다

"단 하나의 목적은 알코올 중독자의 길을 가려하고 있는 아들에게 아버지가 극복하는 모습을 보여주고 싶을 뿐이었다."

"나의 가정을 되찾고 싶었다. 시간을 되돌리고 싶었지만 그럴 수 없었다. '나는 강하고 나는 할 수 있다.' 라고 항상 나 스스로에게 되뇌었고 하루 15시간 이상씩 열심히 일하며 명상을 통해 하루를 정리하였다. 조금씩 나에 대한 신뢰가 회복되었고 내 가정의 행복도 회복되어 갔다. 오로지 가정의 행복을 되찾겠다는 오기와 집념 하나로 나는 술을 끊었다."

혼자서의 결심으로 술을 끊은 사례가 없는 것은 아니다. 이런 성공을 거두는 사람은 대부분 성격이 원만하고 목표지향적인 행동으로 사회 경제적으로도 비교적 안정되어 있는 사람들이다. 그러나 혼자서 단주한다는 것은 그리 쉬운 일이 아니다. 혼자서 시도하는 많은 사람들이 실패를 거듭하다가 결국 많은 것을 잃고 난 후에야 전문적인 도움을 받지 않았던 것을 후회하는 경우를 많이 본다. 많은 전문가들이나 경험자들이 개척해 놓은 안전하고 검증된 길을 믿고 따라오기만 하면 될 것을 혼자서 터득하고 개척하려다 보면 수많은 시행착오를 겪게 마련이다. 결국 혼자 힘으로 해낼 수 있으면 좋기는 하겠지만 서울로 가는 KTX가 있는데 구태여 완행버스를 타고 갈 필요는 없다는 것이다.

한 번의 면담으로 내 삶이 바뀔 수도 있다

"아들에 이끌려 찾은 내과병원에서 의사는 내 간 수치가 정상인의 열 배 이상 올라가 있으며 심각한 지방간 상태라고 했다. 그리고 음주를 지속했을 때의 참혹한 결과에 대해 들었다. '이젠 정말 단주를 하지 않으면 안되겠구나.' 하는 생각이 들었고 그 뒤로는 술 대신 음료수를 마신다."

"첫 면담에서 '다음에 오실 때는 유언장을 한 장 써오세요.' 라고 했다. 집에 돌아와서 혼자 책상에 앉았다. 성의없이 시작된 유언장을 한 줄 한 줄 써내려 가면서 뜨거운 눈물이 두 뺨에 흐르고 있었다. 이 세상을 떠난다는 생각을 하니 제일 먼저 눈물을 흘리고 있는 아내의 모습이 눈앞에 아른거렸다. 그 사람에게 너무나도 큰 죄를 지었다는 생각에 가슴이 아려왔다. 못난 아들도 아들이라고 대학공부 시키시겠다며 손등이 거북등처럼 갈라지도록 땅을 파고 또 파셨던, 제대로 된 효도 한번 못해 드린 내 어머니…, 하나뿐인 나의 아들…, 아들이 좋은 직장에 취직하고 결혼해서 안겨주는 손자들도 만나보고 싶다. 이제 곧 죽는다는 생각으로 유언장을 써내려 가다 보니 아직 하고 싶은 일들이 참 많다. 그 길로 유언장을 찢어버렸고 내 인생에 더이상의 술은 없었다. 터널 하나를 뚫고 나오는 느낌이었고 기적과 같은 변화였다."

일부 알코올 의존자 중에는 한두 차례의 면담으로 단주를 결심하고 실제 성공하는 사례도 드물지 않다. 몇몇 연구결과에서도 치료자의 간단한 건강에 대한 경고나 충고들이 알코올 의존자의 음주량, 음주 횟수 및 음주와 관련된 문제점 개선에 큰 도움이 되는 것으로 발표하기도 하였다.

그러나 이러한 단기면담의 효과는 제한적이며 대부분의 알코올 의존자에서는 보다 체계화된 전문 프로그램이나 자조모임, 약물치료 등의 도움이 반드시 필요함을 간과해서는 안된다. 손가락을 보지 말고 손가락이 가리키는 곳을 봐야 한다. 한두 차례의 면담으로 술을 끊었다는 사실만을 보지 말고 그 사람이 얼마나 절박한 심정으로 술을 끊게 되었는가에 초점을 맞추어야 한다는 것이다.

약을 먹으면 훨씬 더 수월하다

"의사 선생님이 처방해 주신 약을 먹으면서 술에 대한 생각이 많이 줄어들었다. 또한 불안감, 우울감이 줄어들고 마음이 한결 편안해짐을 느낀다."

"내가 술을 끊지 못했던 중요한 이유는 불면증 때문이었다. 하지만 병원에서 처방된 약을 먹으면서 나는 술을 마실 때보다 훨씬 더 편안한 잠을 잘 수 있게 되었다. 결국 술을 마실 이유 하나가 줄어든 것이다."

"병원에서 지어 준 약을 아들 몰래 주스에 갈아서 먹이고 있다. 약을 먹을 때와 먹지 않을 때의 술 먹는 횟수와 양은 분명히 다르다."

"2주일에 한 번씩 약을 타러 병원에 간다. 약을 타서 꾸준히 먹고 있는 것도 분명 도움이 되지만 빠지지 않고 병원에 나와 주치의 선생님을 만나는 것 자체가 단주에 도움이 되기도 한다."

약물치료 역시 중요하다. 일단 오랫동안의 음주는 우리의 신체, 특히 간과 신경, 위장에 많은 손상을 입힌다. 이 때문에 초기 치료에는 간과 신경, 위장을 회복시켜 줄 수 있는 약물이 필수적이며 그외에 혈액순환 개선제, 금단증상 억제제 등을 반드시 복용하여야 한다. 또한 알코올 문제와 동반되는 우울감, 불안감, 수면문제 등을 효과적으로 조절하는데 약물이 중요한 역할을 한다. 약물치료를 통해 감정상태가 편안해지고 숙면을 취할 수 있게 된다면 단주생활이 훨씬 더 수월해진다는 것이다. 술에 관해서는 항갈망제가 술에 대한 갈망감을 줄여주는데 도움을 줄 수 있다. 술 문제가 있는 사람에게 이러한 약들보다 더 좋은 보약이 또 있을까?

혼자보다는 같이 하는 게 낫다(AA 모임)

"AA 모임을 통해 나는 내 인생의 새로운 후반기를 맞고 있다."

"많은 치료를 받아왔지만 결국 실패했다. AA를 만나고서야 단주에 성공할 수 있었고 너무 멀게 돌아왔다는 생각에 안타까웠다."

"항상 외롭고 혼자라는 느낌이었는데… 뭔가 세상이라는 큰 상대와 맞서는 데 있어 든든한 아군 하나를 얻은 느낌이었다."

"나만의 문제는 아니구나! 같은 문제가 있는 사람들과 함께 그 문제를 같이 논의한다는 그 자체만으로도 큰 위안이 되었다. 나보다 먼저 수많은 시행착오를 거쳐 왔던 사람들의 지혜를 들으면서 많은 공감을 하게 되었다. 아마 그들의 도움이 없었다면 나는 내 방식대로 술을 끊을 수 있을 것이라는 자만에 빠져 여전히 술독에서 헤어나지 못하고 있을 것이다."

"3년간을 한 주에 두 번씩 꼬박꼬박 모임에 참석했다. 처음에는 뭔가 도움을 받아야겠다는 생각이었지만 나중에는 나보다 어려운 사람들에게 나의 경험이 도움되기를 바라는 마음이었다. 그들에게 도움을 주면서 나 자신이 훨씬 더 건강해짐을 느끼고 보람도 느낀다. 그들을 위한 봉사가 결국 나 스스로를 위한 봉사라는 사실을 깨닫게 될 무렵 내 일상은 모든 일들이 즐겁고 감사한 일들로만 가득했으며 항상 웃음이 내 입가를 떠날 날이 없었다."

좀 더 자세히

AA 모임이란

1935년 술을 끊기 위해 모임이 시작된 이래 현재 약 134개국의 나라에서 백만이 넘는 사람들이 참여하고 있으며 우리나라에서도 전국적으로 활발한 활동을 하고 있다. 알코올 의존이라는 공동 문제를 해결하고 알코올중독으로부터 회복되도록 그들을 돕기 위해 서로 간에 경험과 힘과 희망을 함께 나누는 모임이다. 술을 끊겠다는 열망이 AA의 멤버가 되기 위한 유일한 조건이다. 그들은 어떤 종류의 술이든 스스로 조절할 수 없다는 것을 결국 깨닫게 된 사람들이며, 중요한 것은 그들이 혼자의 힘으로만 문제를 해결하려고 하지 않는다는 점이다. 그들이 술 없이도 살 수 있고, 술 마실 생각조차 하지 않고 살 수 있는 것은 그들이 자신들의 경험과 희망을 다른 사람들과 함께 나누기 때문일 것이다.

나이, 학력, 지위고하에 상관없이 술 문제가 있는 누구에게나 문이 열려 있으며 술을 끊겠다는 열망이 있는가가 이 모임의 유일한 가입 조건이다.

AA는 무엇을 하는가

각자의 음주 경험을 고백하고 이에 대한 의견교환을 통해 자신들의 음주양상의 문제점들을 깨닫게 된다. 이러한 프로그램은 12단계에 기초하여 진행되며 이를 통해 알코올 없는 만족스러운 삶을 영위하는 방법을 제시한다.

12단계란

AA의 12단계들은 그 성격상 영적인 원칙의 집합체이다. 이것을 생활의 방식으로 실천한다면, 음주에 대한 강박관념을 없앨 수 있으며, 고통받고 있는 사람이 행복해지고, 모든 면에서 쓸모있는 사람으로 바뀔 수 있다. 이를 실천한 결과 그들의 생활에서 부딪히는 많은 어려운 문제들을 처리할 수 있었다고 이야기한다.

1단계 우리는 알코올에 무력했으며, 스스로의 생활을 처리할 수 없게 되었다는 것을 깨닫고 시인했다.

2단계 우리보다 위대한 힘이 우리를 건전한 본 정신으로 돌아오게 해줄 수 있다는 것을 믿게 되었다.

3단계 우리가 이해하게 된 대로, 그 신의 보살핌에 우리의 의지와 생명을 완전히 맡기기로 결정했다.

4단계 두려움 없이 자신에 대한 도덕적 생활을 검토했다.

5단계 솔직하고 정확하게 우리가 잘못했던 점을 신과 자신에게 또 어느 한 사람에게 시인했다.

6단계 신께선 우리의 이러한 모든 성격상 약점을 제거해 주시도록 우리는 준비를 완전히 했다.

7단계 겸손한 마음으로 신께선 우리의 약점을 없애 주시기를 간청했다.

8단계 우리가 해를 끼친 모든 사람의 명단을 만들어서 그들에게 기꺼이 보상할 용의를 갖게 되었다.

9단계 어느 누구에게도 해가 되지 않는 한, 할 수 있는 데까지 어디서나 그들에게 직접 보상했다.

10단계 인격적인 검토를 계속하여 잘못이 있을 때마다 즉시 시인했다.

11단계 기도와 명상을 통해서 우리가 이해하게 된 대로의 신과 의식적인 접촉을 증진하려고 노력했다. 그리고 우리를 위한 그의 뜻만 알도록 해주시며, 그것을 이행할 수 있는 힘을 주시도록 간청했다.

12단계 이러한 단계로서 생활해 본 결과, 우리는 영적으로 각성되었고, 알코올 중독자들에게 이 메시지를 전하려고 노력했으며, 우리의 모든 면에서도 이러한 원칙을 실천하려고 했다.

우리 중 이 기본 원칙들을 완전하게 지킬 수 있었던 사람들은 아무도 없었다. 우리는 성인(聖人)이 아니기 때문이다. 우리는 이러한 원칙들을 지키려고 노력해 가면서 이전에 비하여 조금씩 성장해 갈 수 있다는 것이다. 여기서 제시된 원칙들은 우리 자신의 향상을 위한 지침이다. 우리는 영적 완전함보다는 영적 향상을 추구하는 것이다.

AA 모임이 보다 적합한 사람

심각한 음주문제를 갖고 있는 사람
술과 관련하여 강박적이거나 심한 불안을 갖고 있는 사람
배우자와의 관계가 좋지 않은 사람
음주를 시작하면 쉽게 자제력을 잃는 사람
본인의 음주문제를 다른 사람의 탓으로 생각하는 사람
단주에 대한 열망이 큰 사람
그들의 삶의 의미를 찾고자 하는 열망이 큰 사람

AA는 나와 맞지 않는다. 다른 모임은 없는가

"회복자들의 모임, 재활자들의 모임, 전문가가 진행하는 회복 모임…. 찾다보니 굉장히 많은 모임이 단주를 목표로 활동하고 있는 것을 알았다."

"처음 AA에 참석했을 때 분위기가 너무 엄숙하고 재미가 없었다.

그러다가 한 알코올전문병원에서 운영하는 '등산하는 단주자들의 모임' 이나 '축구하는 단주자들의 모임' 에 참가하게 되었다. 3년간의 단주생활 동안 나는 이 모임을 통해 한 번도 술 없는 삶이 재미없다고 느끼지 못했다."

"나와 비슷한 문제를 갖고 있는 여성들의 모임에서 나는 편안함을 느끼게 되어 매주 빠짐없이 그 모임에 참석하고 있다."

어떠한 형태로든 단주를 위한 전환점을 마련하는 것이 중요하겠지만 그 못지않게 중요한 것이 있다. 사회생활 중에 참석할 수 있는 장기간의 회복프로그램이 그것이다. 이를 위해 제일 먼저 안내하는 모임이 AA 모임이다. 그러나 수백만의 회원을 자랑하는 범세계적인 이 모임을 거부하는 환자들이 종종 있다. 거기에는 다양한 이유가 있겠지만 이 모임이 너무 형식에 치우치고 있다거나, 종교적인 색채를 띠고 있는 것 같다는 등의 이유를 들곤 한다. 또한 다른 환우들보다는 전문가의 직접적인 치료안내를 받고자 하는 사람들은 AA에 대한 반감을 표현하기도 한다. 이러한 욕구를 만족시키기 위하여 최근 다양한 형태의 단주모임들이 생겨나기 시작했고 조금씩 그 뿌리를 내려가고 있다. 앞에서 소개한 것과 같이 등산, 축구 등의 운동을 같이 하면서 단주를 논의하는 모임들도 있으며 남성 혹은 여성들만의 모임, 노인들만의 모임 등이 생겨났고 그들 나름대로 단주를 위한 틀을 완성시켜 나가고 있다. 또한 알코올 의존자의 가족들을 위한 모임도 생겨나서 가족 역시 나름의 문제를 발견하고 대처할 수 있도록 서로에게 도움을 주고 있다. 열망이 있으면 분명 길이 있다. 그러나 찾지 않으면 결국 찾을 수 없다.

IT 강국, 집에서도 단주모임에 참석할 수 있다

> "대도시가 아니면 단주모임에 참가한다는 일이 참으로 어렵다. 무심코 인터넷을 검색하다가 꽤 많은 회원들이 참가하고 있는 인터넷 모임을 알게 되었고 그 모임을 통해 보다 손쉽게 매일매일 단주에 대한 의지를 점검할 수 있었다."

> "매일 점검을 하는 마음으로 하루의 생활을 인터넷에 올렸다. 많은 단주자들이 격려해 주었고 자신들의 입장에서 좋은 조언들을 답글로 달아주었다."

> "인터넷 단주모임을 통해 서로 좋은 자료, 동영상, 글귀들을 공유하였다. 단주뿐 아니라 가족, 사랑, 행복 그리고 나의 인생에 대해 고민해 볼 수 있는 좋은 공간이었다."

실제 우리나라 인터넷상에는 단주를 위한 카페들이 수십 개 개설되어 있으며 이중 몇몇 카페는 회원 수가 3~4,000명에 달할 정도로 잘 운영되고 있다. 수많은 사람들의 경험담과 수십 개의 댓글들이 시공간의 제약없이 활발하게 이루어지고 있으며 다양하고 신속한 정보와 자료를 통해 서로의 단주생활에 도움을 주고 있는 첨단의 단주모임인 셈이다.

알코올 전문병원은 말 그대로 전문적이었다

> "가끔씩 만신창이가 된 몸으로 내과에 이삼일 입원하여 혈관주사도 맞고 간장약도 먹었다. 몸이 회복되는 데는 4~5일 정도가 걸렸다. 하지만 그때뿐이었다."

> "25년 동안 열 번 넘게 정신병원 신세를 져야 했다. 항상 술 문제로 입원했지만 정작 술에 대한 교육이나 프로그램은 한 번도 받은 적이 없었다. 먹고, 자고, 약 먹고… 그게 전부였다. 가족들을 끈질기게 설득하여 퇴원하고 나면 얼마 가지 않아 다시 술을 마셨다. 술을 끊고 싶었지만 어떻게 끊어야 하는지는 몰랐다."

> "술이 우리 몸과 마음, 가족, 인생에 얼마나 큰 해로움을 끼쳤는지에 대해서 생각할 수 있는 기회를 가졌다. 그리고 나서는 나의 성격적인 문제와 나의 과거의 상처에 대해서 알게 되었다. 결국 전문병원은 알코올과 관련해서 정말 전문적인 곳이었고 나는 그곳에서 내 인생의 커다란 전환점을 만들 수 있었다."

많은 알코올 의존자들이 처음으로 찾는 곳은 내과병원이다. 하지만 알코올 의존이라는 병은 중독이라고 하는 병의 속성을 심각하게 고려하지 않으면 그렇게 호락호락하지 않으며 결국 대부분은 반복된 실패를 경험한다. 보통 내과의사들은 "간을 보호하기 위해서는 술을 적당히 드십시오", "술을 끊어야 되겠습니다."라고 말한다. "단지 끊는 것이 좋겠습니다."인데 사실 그 정도는 이미 알코올 의존자 자신도 잘 아는 사실이다.

대부분의 전문병원은 초기 금단의 치료에서부터 시작하여 술과 관련된 교육과 집단치료를 통하여 술이 주는 폐해에 대하여 충분히 자각할 수 있도록 돕는다. 뿐만 아니라 술이라는 문제 이면에 있을 수 있는 병적 상태의 치유 및 인격적인 성숙을 전문적으로 돕는다. 또한 치료 이후에도 지속적이고 체계적인 사후 프로그램을 통하여 단주자들이 건강한 생활을 오랫동안 유지할 수 있는 방안까지 제시하고 있다. 즉, 자신의 병의 실체를 정확히 이해시켜 주고 장기적인 회복의 초석을 제공해 준다. 이렇게 해서 막연히 "술을 끊으세요."가 아니라 "이러이러한 방법들이 있으니 당신에 맞는 방법을 이용해 보세요."라고 다양한 길을 제시해 줄 수 있는 것이다.

결국 술은 겉으로 보이는 문제일 뿐, 근본적인 문제는 나의 성장과정에 있었다(정신분석)

현재 3년째 단주생활 중에 있는 K 씨는 70회가 넘는 개인면담을 통해 결국 자신의 근본적인 문제는 술이 아닌 자신의 성장과정에 있었음을 깨달았다고 한다.

> "빙산의 일각처럼 술 문제는 그저 겉으로 보이는 문제였다. 그 밑에는 곪어 썩어가고 있는 다른 문제들이 있다는 것이다. 처절한 외로움, 우울함, 무기력감, 삶을 포기하고 싶은 생각, 불안함…. 결국 이런 것들을 아우르지 못하면 결코 성공할 수 없었을 것이다. 나는 사람들을 멀리했고 항상 혼자 있는 것을 선택했다. 그 누구에게도 상처 받고 싶지 않았기 때문이다. 결국 참을 수 없는 외로움과 고독함으로 나는 거의 매일같이 술을 마시지 않으면 안 되게 되었다. 세

차례의 자살시도로 결국 정신과에서 개인면담을 시작하게 되었다. 면담 초반 아버지, 어머니에 대한 분노로 매일같이 그들을 저주하며 독설을 토해내었고 그리곤 울었다. 면담이 거듭되면서 그들에 대한 나의 감정은 분노에서 측은함으로 바뀌어져 갔다. 또한 대인관계에서의 문제들이 나와 부모님과의 관계에서부터 시작된 것임을 깨닫게 되었다. 지금도 여전히 다른 사람과 가까워지는 것은 힘든 일이다. 그럴 때면 나 스스로에게 '이제 괜찮아! 너 스스로도 잘 해낼 수 있어. 더이상 남에게 의지하지 않아도 되잖아.' 라고 스스로를 안심시킨다."

개인면담은 최소한 일주일에 1회 이상 전문가를 만나 상담을 통해서 자신의 문제를 파악할 수 있도록 하는 것이다. 장기간의 면담을 통해 결국 나의 우울감, 불안감 등이 과거 성장과정에서의 상처와 연관되어 있음을 깨닫게 되고 자연스럽게 그러한 감정들이 치유될 수 있다는 것이다. 이러한 과정은 결국 현재를 살아가는 나를 훨씬 더 건강하게 만들어 낼 수 있다. '임금님 귀는 당나귀 귀' 의 이야기처럼 마음속의 상처나 분노를 계속해서 쌓아두고 억누르다 보면 결국 병이 생길 수밖에 없다. 알코올 의존 치료 역시 이러한 감정을 다스리는 중요한 과정이 꼭 필요하다는 것이다.

생각을 바꾸니 삶이 바뀌었다(인지행동치료)

20회 동안의 인지행동치료로 자신이 생각하는 패턴을 수정하여 단주뿐만 아니라 자신의 삶을 행복하게 만든 J 씨는 자신의 과거를 이렇게 회상했다.

“나는 항상 나 스스로를 비난했고 그것이 문제였다. 어머니는 늘 무언가 잘 하기만을 원했고 끊임없이 나를 다른 사람들과 비교했다. 어머니로부터의 비난과 질책이 무서웠고 이어지는 어머니의 삶에 대한 비관과 푸념들은 더욱 싫었다. 나는 열심히 살아왔지만 끊임없이 불안했다. 더 잘하지 못하는 것에 대해 스스로 안절부절못하였고 그런 나에게 술은 참으로 달콤한 치료제였다. 술을 마시는 동안에는 모든 불안이 사라졌고 잠시나마 삶의 휴식을 갖는 듯한 느낌이었다. 결국 나는 하루라도 술을 마시지 않으면 견딜 수 없을 정도가 되었다. 삶을 포기하고 찾은 정신과 첫 면담에서 ‘○○ 님은 먼저 자신을 인정하고 사랑하는 법을 배워야 할 것 같습니다.’ 라는 조언을 들었다. 뭔가 망치로 머리를 한 대 얻어맞은 듯 한동안 멍해져서 발길을 뗄 수조차 없었고 하염없이 눈물이 쏟아졌다. 초등학교 이후 쉴새없이 열심히만 살아왔지 한 번도 나 스스로를 칭찬하거나 인정해 본 적이 없었다. 항상 기준과 목표에 도달하지 못하고 있는 자신을 어머니가 나를 비난하듯 스스로를 비난하고 벌을 주기만 해왔던 것이다. 면담이 반복되면서 나는 ‘항상 잘 할 수도 없고 항상 잘 할 필요도 없다’ 라는 단순한 진리를 깨닫게 되었다. 나의 긍정적인 면을 자꾸 칭찬하는 연습을 하였고 나의 부정적인 면들까지도 부끄러워하지 않고 너그럽게 인정하려는 연습을 반복하였다. 자꾸 이전처럼 나 스스로를 비난하는 생각이 떠오를 때 ‘꼭 완벽하지 않아도 괜찮아.’, ‘꼭 칭찬받지 않아도 괜찮아’, ‘여기서 조금 쉬어가도 괜찮아’ 라는 말을 스스로에게 건넨다. 시간이 지날수록 점점 더 자신감이 생겨나는 것을 느낀다. 남들이 뭐라 해도 별로 상관치 않는다. 나 스스로 내가 떳떳하고 당당하기 때문에 의미없이 던지는 상대방의 말들은 그냥 흘려들을 수 있는 정도가 되어 가고 있다."

인지왜곡은 대개 부정적인 방향으로 왜곡되게 된다. 이러한 왜곡은 그 사람에게 부정적인 감정이나 신체증상, 행동을 만든다. 여기서 생긴 부정적인 감정이나 행동으로 생각은 더욱 부정적으로 바뀌는 악순환이 반복되는 것이다.

이러한 잘못된 생각의 오류를 바꾸면 삶이 좀더 긍정적으로 바뀔 수 있다는 것이다. 사람들이 흔히 범하는 전형적인 오류는 다음과 같다.

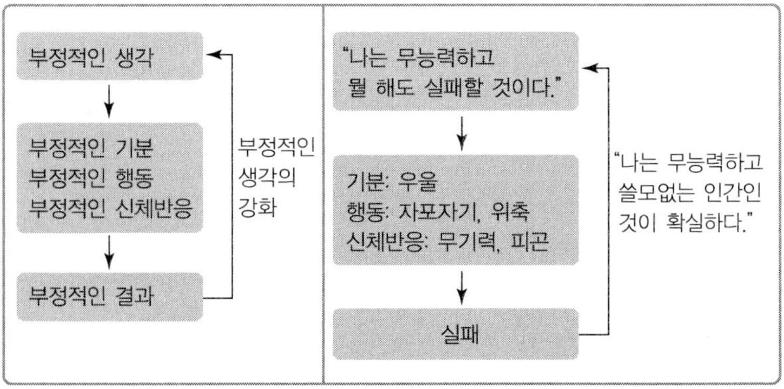

좀 더 자세히

흔히 범하는 전형적인 인지왜곡

● 확대와 축소	자신의 잘못은 크게 생각하고 자신의 성공은 작게 생각한다. "한 달 동안 술을 끊었지만 오늘 AA모임을 나가지 못했어. 역시 나는 쓸모없는 놈이다."
● 평가절하	성공한 일의 가치를 깎아내린다. "내가 일주일 동안 술을 끊은 것은 그저 운이 좋아서였어."
● 재앙화 사고	항상 최악의 상황을 생각한다. "어제 술을 마셔버렸고 결국 나는 인간 쓰레기가 되는 것이다."
● 과잉책임	모든 일에 지나치게 자신이 책임지려 한다. "우리 가족의 모든 불행은 나로 인한 것이다." "내게 나쁜 일이 생긴다면 그건 내가 나쁘기 때문이다."
● 과잉일반화	사소한 일에 대해서 항상 그런 것처럼 생각한다. "복권에 500원짜리도 당첨되지 않았다. 역시 나에겐 행운이 한 번도 찾아온 적이 없다." "껌을 밟았다. 나에겐 항상 이따위 일만 생긴다."
● 낙인찍기	스스로를 규정해 버리는 것. "나는 항상 쓸모없는 인간이다."
● 선택적 추상	부분의 실패를 전체의 실패로 판단하는 것. "술, 담배, 게임을 모두 끊는 것이 목표였다. 술과 게임은 끊었지만 담배는 오히려 늘었다. 결국 모든 노력은 실패로 끝난 것이다."
● 감정적 논리	자신의 감정이 사실인 것처럼 결론짓는다. "나는 못난 놈이다. 그냥 그렇게 느껴지고 그게 사실이다."
● 잘못된 인과관계	"나는 과거에 실패자였기 때문에 미래에도 실패자일 것이다."

일하면서 돈도 벌고 단주도 하고(치료공동체)

> "일을 하지 않으면 내일 먹을 라면 값도 없었다. 마음 편히 병원에 입원할 수 있는 처지가 아니었다. 술도 끊어야 했지만 나 혼자서는 어렵다는 것을 알았다. 그래서 찾은 방법이 낮에는 밖에서 일하고 밤에는 공동체생활을 하면서 단주에 대한 의지를 다지는 곳이었다."

> "치료과정을 마친 이후에도 부부 간의 문제 때문에 바로 집으로 돌아갈 수가 없었다. 그렇다고 달리 갈 만한 곳도 없었다. 다행히 병원에서 제공하는 밤 병동 프로그램이 있어서 낮에는 일을 하여 돈을 벌었고 밤에는 프로그램에 참석했다. 시간 나는 대로 운동도 열심히 했고 점차 자신감도 생겨났다. 시간이 지나면서 가족들의 신뢰도 얻을 수 있었고 결국 6개월간의 재활기간을 거쳐 나는 사랑하는 가족에게 돌아갈 수 있었다."

방법은 찾으면 있기 마련이다. 다만 찾지 않으려 할 뿐이다. 자신에게 문제가 있다고 생각하면서도 자꾸 뭔가 구실을 찾아서 치료를 회피하고 있는가? 당장 내일 먹을 라면 값이 없어도 절실히 원하고 찾는다면 방법은 많이 있기 마련이다. 두 마리 토끼도 다 잡을 수 있다. 하지만 미리서 포기해 버리는 것, 그것이 문제이다.

03

어떻게 문제를 인식하게 되는가

03
어떻게 문제를 인식하게 되는가

음주 문제가 있음에도 불구하고 자신의 음주 문제에 대해 인식하고 시인하는 데에는 오랜 시간이 걸린다. 모든 '변화' 의 시작은 자신의 '변화하고자 하는 의지' 에서 출발하는데, 이러한 의지가 없는 상태, 즉 자신의 문제를 인정하지 않는 단계에서 '변화' 를 기대하는 것은 참으로 어려운 일이다.

특히 '알코올 의존' 이라는 질병은 우리의 정신과정에서 건강하지 못한 방어기제(defense mechanism)를 만들어 내어, 자신의 음주 문제가 심각하다고 인정하는 것을 방해한다. 우리가 물리적 위험에 직면하면 본능적으로 스스로를 보호하려고 하는 것처럼, '심리적 방어기제' 는 우리의 정신세계, 즉 마음이 상처받지 않기 위해 무의식적으로 스스로를 보호하는 방식으로 생각하게 되는 과정을 말한다. 이러한 방어기제는 누구에게나 있지만, 부정적인 방어기제는 알코올 의존의 회복을 위해 반드시 해결되어야 할 문제이다. 대표적인 방어기제들은 다음과 같다.

나는 알코올 의존자가 아니다

첫 번째 방어기제는 부정(denial)이다. 부정은 자신의 음주 문제를 인정하지 않는 것이다. "나는 중독자가 아니다.", "나는 술 문제가 없다, 억울하다." 이렇게 이야기하는 의존자들이 많다. 특히 입원 초기에는 대부분의 환자들이 이렇게 반응한다. 그러다가 병에 대해 인식하고, 변화가 꼭 필요하다는 것을 마음으로 느끼는 순간, 부정의 벽은 무너지기 시작한다. 주변 사람들과 치료자들은 자신의 문제를 인정하지 못하는 환자를 보면서, 거짓말하는 환자가 야속하고 밉고 어이가 없을 수 있다. 하지만, 이러한 부정은 매우 단단한 방어기제로서, 이 문제의 극복은 그렇게 쉽지 않다. 이 방어기제에 사로잡혀 있는 의존자의 마음을 돌리고, 그가 자신의 문제를 보게 하는 데까지는 많은 시간과 노력이 필요하다. 이 방어기제는 모든 의존자들이 경험하는 것으로, 가장 대표적인 방어기제이다. 부정을 깨고, 자신의 문제를 있는 그대로 인식하는 것이 회복의 1단계이고, 이것이 잘 되면, 그 다음 단계는 비교적 순조로울 수 있다. 하지만 이러한 부정을 극복하는 데에도 다양한 수준이 있다. 자신의 음주 문제에 대해 피상적으로만 이해하는 단계가 있다. "의사가 중독이라고 하니까 중독인가 보다." "사람들이 문제가 있다고 하니까 그런 것 같기는 하다." 또는 머리로만 이해하는 단계가 있다. "책을 보니까, 그렇게 써져 있다." "강의내용을 들으니, 알코올 의존인 것 같더라." 그리고 더 깊은 수준의 정서적 병식이 있다. 즉 마음으로 깊은 전율을 느끼며, "정말 이대로 살아서는 안 되겠다. 분명히 변화가 필요하다." "술을 반드시 끊고, 정말 열심히 살아보고 싶다."라고 각오하는 단계이다. 이렇게 부정을 깨고, 자신의 문제에 대해 인식해 가는 것을 '병식(insight)'이라고 한다. 병식은 환자에게만 필요한 것이 아니라 가족들에게도 매우 중요하다. 가족이 환자의 병에 대해 모르고, 환자의 회복에 걸림돌이 되는 경우를 자주 보게 된다. 의존자와 가족의 진정한 정서적 병식이 필요하다.

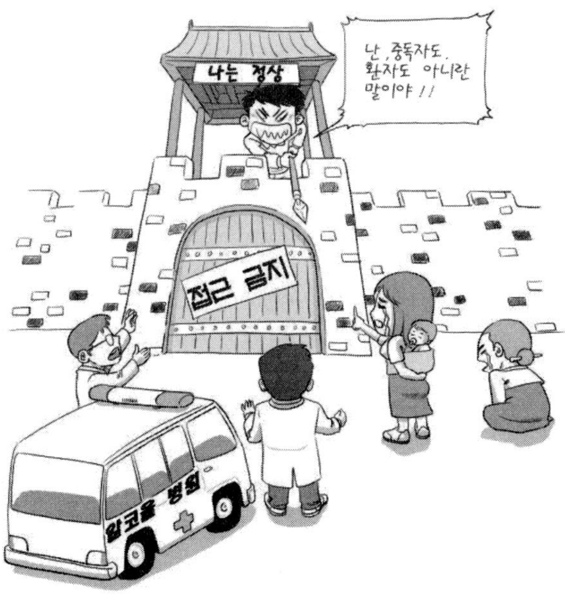
나는 정상
난, 중독자도. 환자도 아니란 말이야!!
접근 금지
알코올 병원

문제는 있지만, 알코올 의존은 아니다

두 번째 방어기제는 최소화(minimization)인데, 이는 자신의 문제를 부분적으로만 인식하는 것이다. 즉 사실들(음주력 등)을 은폐하고 축소해서 자신의 문제를 보지 않으려는 단계이다. "술 문제가 있기는 있는데, 알코올 의존은 아닌 것 같다." "술을 많이 마시기는 하지만, 가족에게 피해를 끼친 적은 없다. 그냥 애주가라고 불러달라."라고 반응한다. 물론 의존자의 이러한 말들은 사실이 아니다. 가족과 면담을 통해 확인해보면, 가족들은 심한 고통과 공포를 느끼는 경우가 많고, 환자는 매우 심각한 알코올 의존 상태이다. 하지만 이러한 방어기제는 거짓말과는 다르다. 실제로 환자들은 자신의 문제가 그렇게 심각하지 않은 것으로 믿는다는 것이다. 자신의 문제가 그렇게 심각하고 많은 사람들에게 악영향을 미치고 있다는 것을 깨닫는다는 것은 의존자에게는 너무나 충격적인 일이다. 하지만 치료를 받게 되면서, 이러한 최소화의 방어기제는 서서히 무너지게 된다.

나의 술 문제는 아내 때문이다

환자들과 상담하다 보면, 주변 사람들을 많이 탓하는데, 이것이 바로 세 번째 방어기제인 투사(projection)이다. 의존자들은 자신이 술을 마시는 것은 거의 '남의 탓'이라고 말한다. "내 아내가 조금만 나에게 잘해 주었어도 내가 술을 마시지는 않았을 것이다." "시댁에서 너무 스트레스를 주어서 술을 마셨다." "이번에 재발된 것은 완전히 가족들 때문이다. 가족들이 하나도 안 변했다. 오히려 가족들이 치료를 받아야 한다." 이런 이야기들을 쉽게 접한다. 하지만 의존자가 술을 마신 것은 남의 탓이 아니다. 주변 환경과 다른 사람들을 비난함으로써 자신의 문제를 타인에게 전가시키는 것이다. 이로 인해 환자 가족들은 심한 자책감이나 죄책감에 빠져서 우울해지는 경우도 많다. 하지만 다양한 스트레스 상황으로 인해 음주를 선택하는 것은 알코올 의존자 자신임을 명심해야 한다. 알코올 의존 문제에서 회복 중인 사람들은 더이상 남을 탓하지 않는다. 회복자들은 작은 것에도 주변 사람들에게 늘 감사하고, 자신의 문제에 대해 스스로가 책임을 진다. 환자가 '부정'과 '최소화'의 방어기제를 극복하면서 병식이 형성되면, 점진적으로 '투사'도 줄어들게 된다.

마실 수밖에 없었다

자신의 음주에 대해 항상 핑계를 대면서, 자신이 술을 마실 수밖에 없었음을 정당화하는 방어기제가 바로 합리화(rationalization)이다. "이렇게 힘든데, 어떻게 안 마실 수 있는가? 한 잔만 마시자. 한 잔은 괜찮을 거야." "음복은 해야 하지 않겠나?" "안 마시려고 하는데, 어른이 계속 권해서 어쩔 수 없이 마셨다. 웃어른의 마음을 상하게 할 수 없는 것 아닌가!" 이렇게 자신이 어쩔 수 없어서 음주를 했다는 이야기를 많이 한다. 의존자들은 음주에 대한 갈망감이 강하기 때문에 의식적으로든 무의식적으로든 항상 술을 마실 기회를 엿보고 있으며, 음주를 촉발시키는 조그만 단서도 놓치지 않고, 구실을 대며 결국 마시는 습관이 있다. '상황이 별로 좋지 않으니까', '목이 너무 말라서', '딱 한 잔만 마시고 안 마시면 된다' 등의 다양한 이유를 대는 '음주 허용 신념'을 버려야만 회복될 수 있다. 마음속에 음주를 허용해 주는 약간의 틈이 있으면 재발되는 것은 시간 문제다. 음주를 위한 어떠한 변명과 핑계도 허용하지 않는 자세가 필요하다.

이러한 방어기제는 알코올 의존이라는 질병을 더욱 단단하게 만들고, 회복을 지속적으로 방해한다. 이러한 방어기제를 멈추고 자신의 문제를 줄이거나 가리지 않고 솔직하고 겸손한 자세로 바라볼 때, 진정한 의미의 변화, 즉 회복이 시작된다고 볼 수 있다.

간혹 어떤 환자들은 이렇게 이야기한다

"저는 많이 마시지 않습니다. 하루에 한 병도 못 마셔요, 조금씩 매일 먹습니다. 폭음을 하지 않으니, 저는 중독자가 아닙니다."

"저보다 많이 마시는 사람들이 많아요. 저는 주량이 센 것도 아닙니다."

"매일 마시는 사람이 중독자이지, 저는 매일 마시지 않습니다. 그러니 중독이 아니지요!"

"저는 폭음을 하는 경우가 있습니다만, 안 마실 때는 한 달 동안 안 마실 때도 있어요. 그러니 중독자가 아니지요?"

"저는 매일 한두 잔씩만 마십니다. 결코 많이 마시지 않습니다."

흔히, 사람들은 많은 양의 술을 마시고, 매일 마시고, 오랜 세월 동안 마셔야 알코올 의존이라는 잘못된 생각을 가지고 있다. 하지만 알코올 의존의 유형은 다양하다. 매일매일 마시는 유형도 있고(델타형), 간헐적인 폭음과 일정 기간의 단주가 주기적으로 반복되는 유형(감마형)도 있다. 또한 중독자들이 한두 잔 마신다고 표현하지만, 그들의 한두 잔은 일반인들의 한두 잔보다 훨씬 많은 양일 경우가 많다. 또한 중독의 초기에는 내성이 증가하여 많은 양의 술을 마시지만, 알코올 의존 말기로 가면 신체적으로 허약해져 적은 양의 술만 마셔도 술에 쉽게 취한다. 따라서 음주 문제가 심각하다고 할 때, 통상적으로 음주 빈도가 높고, 음주량이 많은 경우도 있지만, 더욱 중요한 것은 '술이 자신의 인생에 영향을 미치는가?' 와 '술을 조절하는 것이 가능한가?' 이다. 즉 자신의 음주로 인해 삶의 다양한 영역들에서 부정적인 효과가 나타나고 있다면, 그리고 자신의 음주 양이나 음주 빈도에 대해 조절 능력이 상실되었다면, '심각한 음주 문제' 가 있는 것이다.

술이 자신의 삶에 부정적인 영향을 크게 미친다면 문제다

우선, 자신의 음주 양과 빈도, 음주 특성 등 음주 패턴에 대해 잘 살펴보고 분석할 필요가 있다. 달력이나 일기장에 매일매일의 음주 양과 음주 시간, 장소, 함께 마신 사람 등을 기록해 보면서 자신의 음주 스타일에 대해 살펴본다.

자신의 음주 스타일을 파악하고 나면 자신의 음주와 자신의 삶의 많은 부분이 서로 관련이 있다는 것을 알게 될 것이다. 치료 초기에는 힘들겠지만 의존에서 회복 중인 사람들은 어느 시점이 되면, 술과 자신의 인생이 많은 문제들로 서로 연결되어 있다는 것을 알게 된다. 마시는 술의 양이나 음주 빈도를 알아보는 것보다 더 중요한 것은 술이 자신의 삶에 어떤 영향을 미치는지를 살펴보는 것이다. 이러한 과정을 돕기 위해 다음 설문을 참조하면 도움이 된다.

좀 더 자세히

※다음의 문항들을 읽고, 작성해 보시오.

1. 당신 인생에서 현재 나타나고 있는 문제들을 모두 나열해 보세요.

2. 위의 문제들 중에 술과 연관된 것은 무엇입니까?

3. 술이 항상 당신의 문제들과 관련이 있습니까?

4. 당신이 술을 마시지 않는다면 당신은 자신의 문제를 잘 다룰 수 있습니까?

'좀더 자세히'의 질문들을 살펴보면서, 자신의 음주와 삶의 여러 가지 문제와의 관련성을 검토했을 것이다. 이러한 활동은 자신의 음주문제에 대해 깊은 통찰을 얻는데 도움이 되는 방법이다.

어느 정도를 문제라고 할 수 있나

당신의 음주가 생활의 많은 부분에 영향을 미치고 있다면, 음주 문제가 심각한 것으로 예측할 수 있다. 매우 심각한 음주 문제를 나타내는 좀더 구체적인 예를 살펴보면 다음과 같다.

첫 번째는 필름 끊김(blackout)이다. 술에 취한 일정 시간 동안의 기억이 상실되는 것이다. 술에 취한 이후 당신의 행동에 대해 기억할 수 없고, 또한 책임질 수 없다면, 당신은 과연 자신을 믿을 수 있겠는가? 다른 사람들은 과연 당신을 믿을 수 있겠는가? 이것은 매우 심각한 음주 문제를 암시하는 것이다.

두 번째는 금단증상이다. 알코올에 대한 신체적 의존을 나타내는 것으로, 의존이 된 사람이 술을 안 마시면 나타나는 불안정한 증상들이다. 뇌가 술 맛을 기억하고 있다가 더이상 술이 들어오지 않을 때 보내는 신호인 셈이다. 대표적인 금단증상들은 손 떨림, 발한, 맥박수 상승, 불안, 초조, 간질, 환각, 금단 섬망 등이 있다.

세 번째는 비정상적인 간 기능이다. 혈액검사를 통해 간 기능 이상 소견을 알 수 있다. 과도한 음주는 간 기능의 이상을 유발시킨다.

좀 더 자세히

CAGE

1. 술을 끊거나 줄여서 마셔야겠다고 느낀 적이 있습니까?
2. 다른 사람으로부터 자신의 음주에 대해 비평을 받은 적이 있습니까?
3. 자신의 음주에 대해 죄책감을 느낀 적이 있습니까?
4. 숙취를 없애기 위해 또는 신경을 안정시키기 위해 아침에 맨 먼저 해장술을 마신 적이 있습니까?

☞ 위 문항 중 두 항목 이상에 해당되면 알코올 의존일 가능성이 높다.

NAST

1. 자기연민에 잘 빠지며, 술로 인해 이를 해결하려 한다.
2. 혼자 마시는 것을 좋아한다.
3. 술 마신 다음날 해장술을 마신다.
4. 취기가 오르면 술을 계속 마시고 싶은 생각이 지배적이다.
5. 술을 마시고 싶은 충동이 일어나면 거의 참을 수가 없다.
6. 최근에 취중의 일을 기억하지 못하는 경우가 있다.
   (최근 6개월 내 2회 이상)
7. 대인관계나 사회생활에 술이 해로웠다고 느낀다.
8. 술로 인해 직업 기능에 상당한 손상이 있다.
9. 술로 인해 배우자가 나를 떠났거나 떠난다고 위협한다.
10. 술을 깨면 진땀, 손 떨림, 불안이나 좌절 혹은 불면을 경험한다.
11. 술을 깨면서 공포나 몸이 심하게 떨리는 것을 경험하거나 혹은 헛것을 보거나 헛소리를 들은 적이 있다.
12. 술로 인해 생긴 문제로 치료 받은 적이 있다.

☞ 위의 질문에서 네 문항 이상에 해당되면 알코올 의존일 가능성이 높다.

여성과 노인의 음주

때로는 술을 많이 마시지 않아도 술이 당신의 인생에 큰 영향을 미치는 경우가 있는데, 그럴 경우도 문제가 있는 것으로 본다. 소량의 음주도 인생에 문제를 일으키는 경우가 많이 있다. 또한 수년 동안의 음주가 아니더라도 몇 년 사이에 의존이 될 수도 있다. 노인과 여성의 경우가 그렇다. 대부분의 젊은 남성 환자의 경우, 오랫동안 술을 마셔오다가 의존이 되지만, 신체적으로 허약한 노인이나 체질적으로 남성과 다른 여성 의존자의 경우는 2~3년간의 집중적인 음주에도 의존이 되는 경우가 많이 있다. 남자와 여자, 젊은 사람과 노인에서 알코올 의존 진행의 정도에 의미있는 차이가 있다. 따라서, 술을 얼마나 많이, 얼마나 오래 마셨는가의 문제보다는 현재 환자의 알코올 의존의 진행 정도가 어느 정도인가, 술과 관련하여 뇌손상이 있는가, 있다면 얼마의 손상이 있는가, 삶의 어떤 영역에 얼마나 심각한 영향을 미치고 있는가 등이 더 중요한 문제다.

다음은 짧은 기간 동안에 알코올 의존이 된 여성과 노인의 사례이다. 두 번째 사례의 경우는 심한 기억장애와 초기 치매가 의심되는 사례이다.

사례 ❶ K 씨(32세의 여성, 다섯 번 반복 입원, 입원치료 중)

"원래 술을 좋아하는 편이 아니었다. 그런데 무능한 남편과 살고, 이혼 위기에 있다 보니 스트레스를 많이 받았고, 평소 내성적인 성격 때문에 힘든 심경을 하소연할 상대가 없어, 한 잔씩 남편 몰래 마신 게 2년! 어느 순간 술 없이는 살 수가 없고, 아침에 일어나면 술부터 찾게 되었다. 어쩔 때는 술을 마시다 쓰러져 자다가 아이 밥도 못 챙겨줄 때가 있다. 기억력도 많이 나빠져서 자꾸 깜박깜박하고 도저히 정신이 맑아지지가 않는다. 내 자신이 나 같지가 않고 다른 사람인 것 같다."

사례 ❷ P 씨(68세의 남성, 입원치료 중)

"오래전부터 반주로 술을 하루에 한 잔씩 마셔왔다. 40년 이상 마셔왔지만 아무 이상 없었다. 사회적으로나 가정에서나 항상 정확한 일처리로 존경을 받았다. 정년퇴직을 하면서, 특별히 할 일도 없고 해서 매일매일 술을 마셨다. 이전보다는 많이 마셨지만 그렇게 많이 마신 것도 아니다. 그런데 언제부턴가 조금만 마셔도 만취가 되고, 몸을 가눌 수가 없고, 필름이 끊기며, 기억장애가 심해졌다."

변화의 원동력은 자기-인식에서 시작된다

대부분의 의존자들은 자신의 음주 문제의 심각성을 인식하지 못한 채 많은 시간을 보낸다. 하지만 건강상의 문제, 직업적 업무 수행에서의 어려움, 주변 사람들의 불평이나 비난을 받게 되면서, 서서히 자신의 문제를 피상적으로나마 인식해 간다. 이때의 인식 수준은 깊은 수준의 병식이 아니므로, 변화를 위한 준비를 하기까지는 시간이 걸린다.

"자신에게 심각한 술 문제가 있다는 것을 알면서도 술 문제에 대해서 어떤 것도 시도하지 않고 보낸 시기가 있었나요?"라는

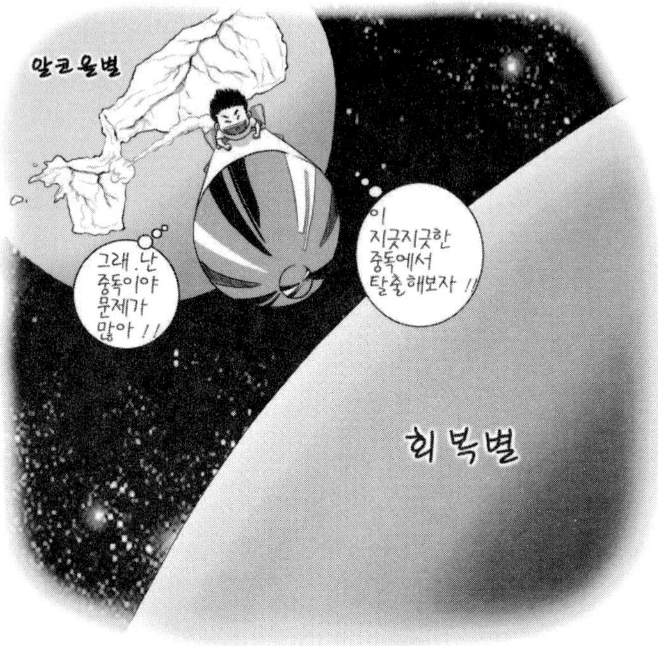
알코올별
그래. 난 중독이야 문제가 많아 !!
이 지긋지긋한 중독에서 탈출해보자 !!
회복별

질문에 대해 열 명 중 아홉 명이 "예"라고 대답한다고 한다. 음주 문제를 위해 무엇인가를 하기까지 평균적으로 6년이 소요되며, 몇몇 사람은 문제가 있다는 것을 알면서도 정상인처럼 보이려고 노력한다고 한다. 이는 '의존'이라는 병이 가지고 있는 '부정'이라는 방어기제 때문이다. 실제로 국내에서 치료받고 있는 알코올 의존 환자들의 경우, 자신의 문제성 음주가 나타난 이후 10여 년의 시간이 경과한 후에야 알코올에 대한 전문적 치료를 받는 것이 현실적인 통계다. 만약 자신의 음주 문제에 대한 인식을 하는 순간 되도록 빨리 전문적인 치료를 받는다면, 훨씬 더 빨리 회복과 안정적인 삶의 평온함을 누릴 수 있을 것이다.

'변화를 위한 원동력' 은 일단 스스로가 자신의 문제를 인식하는 데서 시작된다. 자신의 음주가 더이상 자신의 통제력를 벗어났거나, 자신의 삶의 많은 영역에 부정적인 영향을 미치고 있음을 알았다면, 그때부터 변화를 위한 노력이 시작되어야 한다. 이 시점에서는 혼자만의 의지로 하기보다는, 전문적이고 체계적인 치료 시스템과 함께하는 것이 무엇보다 필요하다.

04

술을 끊기로 어떻게 결심하게 되는가

04

술을 끊기로 어떻게 결심하게 되는가

술을 계속 마시게 되면 사랑하는 사람과 모든 것을 잃을 수 있다는 절박감이 술을 끊을 결심을 하게 하는 큰 동기이다. 술 문제를 인식했더라도 끊기를 결심하기는 쉬운 일이 아니다. 심각한 술 문제를 인식했더라도 술 문제를 해결하기 위해서 아무것도 하지 않은 기간이 평균 6년이었다.

B 씨(45세의 여성, 회복 2년 6개월째)

"아이가 아빠한테 얘기를 했나 봐요. 엄마가 아침에 밥을 고추장에 비벼준 것이 아니라 딸기잼에 비벼주고 학교에 보냈다는 것을 저는 기억을 못하거든요. '아빠, 엄마한테는 얘기하지 마. 또 술 마시니까.' 그러더래요. 그때 제가 충격을 심하게 받았어요. 술 문제가 있다는 것을 알면서도 술을 끊어야겠다는 것이 아니라 진짜 줄여야겠구나라고 생각했어요. 그후로 5년이 지난 후에야 도저히 이렇게 살아서는 안 되겠다는 생각에 남편에게 말하니까 술만 끊으라고 해서 인터넷을 통해서 병원에 왔어요. 치료자의 권유로 모임에 참석해서 누구에게도 말할 수 없었던 나의 아픔을 생판 모르는 사람 앞에서 이야기하면서 편해졌어요. 매주 모임에 나와 나의 아픔을 털어놓으면서 알코올에 대한 교육을 받고 술을 끊게 되었어요."

술을 끊을 결심을 하는 데는 무엇이 필요할까

회복자들의 일부는(고전적으로는) 술을 끊기 위해서는 바닥을 쳐야 한다고 이야기한다. 자기가 가지고 있는 것을 모두 잃고 바닥에 도달해 봐야지 술에 대해 자신이 무력했다는 것을 인정하게 되고 술을 끊을 결심을 한다고 이야기한다. 치료자들도 환자가 술을 끊지 않으면 모든 것을 잃을 수 있다는 절박함이 있어야 술을 끊을 결심을 한다고 말한다.

회복하기 위해서는, 술을 끊기 위해서는 꼭 바닥을 쳐야만 하는가?

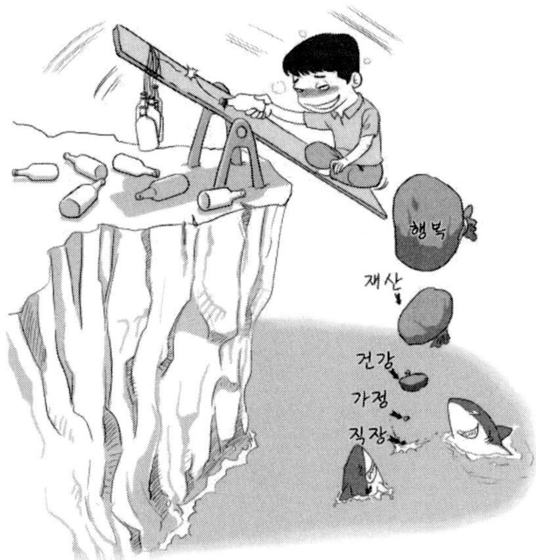

회복자들에 따르면 고전적 의미의 바닥(모든 것을 잃는)을 치는 경우는 없었다. 바닥을 치는 것이 중요한 것이 아니라 술을 계속 마시게 되면 자신의 모든 것을 잃을 수 있다는 절박감이 술을 끊을 결심을 한다는 것이다. 자신의 모든 것을 잃어도 절박감이 없으면 술을 끊을 수 없다.

저자의 임상 경험에서도 알코올 의존자들은 노숙자나 인생의 바닥까지 간 사람이 아니었다. 건강한 사람일수록 자신의 술 문제를 빨리 인식하고 전문가나 병원을 찾는다. 건강한 초기 환자는 필름이 끊기는 몇 차례의 경험 후에 이렇게 살아서는 안 되겠다는 생각에 일찍 병원에 와 외래 상담과 모임에 참여하여 술을 끊는다. 외래 상담만으로 술을 끊는 경우도 있다.

KS 씨(40대의 남성, 회복 1년째, 초기에 병원을 찾고 회복된 경우)

술을 마시고 난 후에 필름이 끊기는 여러 번의 경험을 한 후에 이렇게 살아서는 안 되겠다는 생각에 인터넷을 통해서 병원에 왔다. 특히 병원을 오게 된 계기는 출근할 때 다섯 살된 딸이 아빠보고 술을 마시지 말라는 말 때문이었다고 한다. 가게도 잘되고 경제적으로 안정이 되고 자식도 둘이나 있었지만 술로 인해서 다섯 살된 딸에게 걱정을 하게 만드는 아빠의 모습은 자신이 생각하는 아빠의 모습은 아니라는 생각에 치료를 받고 술을 끊기로 결심하게 되었다.

B 씨(앞에서 이야기한)는 술 문제를 인식하고 5년 동안의 조절음주 동안 수차례의 폭주를 경험한 후에 도저히 이렇게는 살아서는 안되겠다는 절박감이 병원을 찾게 만들었다.

"저도 맨처음에 단주 서약서 쓰는데 대충 조절해서 먹고 나오면 되지 끊어야겠다는 생각은 하지 않았다. 내 발로 오면서도 끊으려는 생각보다 어떻게 하면 덜 먹고 적당히 조절하면서 마실 수 있나 하는 생각만 했던 것이다. 어느 정도 시간이 지나니까 내가 마실 때 하고 안 마실 때의 힘든 점을 비교해 보게 되고 안 마시는 것은 안 마시는 것 하나만 참으면 되더라. 그것만 힘들면 되는데 마시고 살 때는 마시는 것과 모든 부가되는 것이 힘들게 된다. 안 마시는 것이 생활하는데 더 편하다는 것을 알게 되었다. 끊었다고 하기보다는 단주 하고 있다고 참고 있다고 생각하고 있다. 어느 한순간에 끊어야지 하는 계기는 없었던 것 같다. 모임 참석을 통해, 책을 통해, 치료자의 교육을 통해, 내가 할 수 있는 것은 술을 안 마시는 것밖에는 없다는 것을 알게 되었다.”

알코올 의존 중기 이상에서는 입원이 필요하다. 모든 병이 그렇지만 초기에 입원치료를 받으면 더욱 큰 도움이 된다.

SK 씨(40대 후반의 남성, 회복 2년째, 단 한 번의 입원으로 회복한 경우)

“밖에서 생활할 때, 술이 문제를 일으킨다는 것을 몰랐어요. 보호자의 권유로 입원은 했지만 내 인생에서 가장 힘든 시기였어요. 매일매일 교육을 받으면서 술이 심각한 문제를 일으킨다는 것을 알게 되고 나와 똑같은 분을 본 거예요. 알코올 중독자하면 노숙자나 성격파탄자한테만 생기는 것인 줄 알았는데, 저분이 알코올 중독이라고 하면 나도 알코올 중독이 맞겠구나 생각이 들더라고요. 강의를 받아보니 저분이 알코올 중독이 맞더라고요. 좀더 일찍 알았더라면 하는 마음이 많이 들어요. 심리극을 통해서 나의 힘든 마음을 모르는 사람들 앞에서 이야기하게 되고 1단계 발표를 한 것이 회복에 큰 도움이 되었어요.”

SK 씨는 입원으로 과도한 스트레스가 적어지고 술이 주는 악영향을 아는 것만으로도 자신의 문제를 볼 수 있었다. 술로 인해서 입원했다는 것이 SK 씨에게는 절박했다. 또한 심리극과 12단계에 근거한 발표를 통해서 혼자서만 고민하지 않고 타인에게 자신의 힘든 마음을 이야기하면 도움이 된다는 것을 경험을 통해 알게 되었다. 퇴원 후 부부 간의 대화시간이 많아지고 어려운 점이 있으면 혼자서 해결하는 것보다는 상의하는 것이 서로에게 도움이 된다는 것을 알게 되었다.

술 마시는 문제가 심각해지면 자신의 술 문제를 인식하지 못하게 된다. 초기에는 자신의 술 문제를 인식하지만 시간이 지나면서 해결할 수 없다는 느낌이 들고 술 문제를 잊으려고 한다. 결국 가족에 의해서 동의 입원하게 된다.

K 씨(40대 후반의 남성, 회복 4년째, 두 번의 입원과 모임을 통해서 회복된 경우)

"20, 30대에도 술 문제가 있다는 것은 알았지만 해결할 수가 없으니까 점점 진행이 되었다. 40대가 되어 괴로우니까 술 문제를 잊고 싶었다. 2004년도에 병원 입원하면서 어쩔 수없이 받아들였다. 두 번째니까 안 받아들일 수가 없더라. 생활하다 보니까 잠도 잘 자고 밥 먹는 것도 편하고 두 달째에는 AA도 나갔다. 처음에는 조절 정도만 생각했는데 두 달째 접어들면서 조절이 힘들겠다고 생각했다. 한 달된 환자가 발표하는데 나와 똑같은 심정을 발표하더라. 맥주 두 잔만 마시겠다고 말하는데 속으로 웃음이 나오더라. 나도 그런 생각을 했으니까.

안 마실 수 있겠다는 생각을 자연스럽게 했다. 확신이나 결심이 선 것은 아닌데 안 마실 수 있다는 생각을 하고 모임에 참여하면서 서서히 확신과 결심이 섰다.

열심히 했다. 확신이 들었기 때문에 병원에서 하라는 대로 할 수 있는 데까지 했다."

수십 번의 입원 후에야 술을 끊을 결심을 하는 경우도 있다.

Y 씨(50대의 남성, 회복 6년째, 열네 번의 입원 치료 후에 회복된 경우)

"열네 번째 입원이었어요. 정말 끊어보고 싶다는 생각이 진심으로 들었어요. 그런데 입원해서 이틀 지나니까 퇴원하고 싶더라고요. 그런데 지금도 잊혀지지 않는데 상담사님이 필요 없는 말 하지 말자고 하면서 다른 말은 안하고 '내면적으로 뭐가 문제가 있는지 그것만 알고 가십시오. 정말 자신한테만 속이지 말고 가라.' 고 하더라고요. 속으로 그랬어요. '쥐똥만한 것이 뭘 안다고.' 저녁 먹고 생각해 보니까 정말 뭐가 문제일까, A4용지에 써 보라고 해서 새벽 4시까지 고민하고 썼어요. 정말 쓰기 싫어하는데 이렇게 입원하고도 왜 못 끊었을까 고민해 보았어요. 정말 속이지 말고 정말 무엇이 문제일까. 정말 안 끊어지는 건가 결론 나온 것이 내 마음대로 다 해보아도 안 되더라고요. 병원에서 하라는 대로 해볼까 생각이 들었어요.

그 다음날 면담신청을 했어요. 저 여기에서 하란 대로 하겠다고 했어요. 오줌을 계속 싸고 옷에 대변도 보는 환자를 도와줘 보라고 하데요. 토하고 설사한 남의 것을 어떻게 처리해요. 그런데 술 끊으려고 하는데 이것도 못하면 술 못 끊는다 생각이 들더라고요. 2주 동안 해보니까 참아지고 되더라고요. 그 이후로 치료를 받아들이고 술을 안 마시게 되었어요. 지금도 모임에 가면 그때 이야기를 자주 하는데 술 끊으려고 하면 뭐가 문제인가, 자신을 속이지 않고 생각해야 된다고 봐요. 치료자분이 가장 도움이 컸던 것 같아요."

여러 번 재발을 하게 되면 스스로 포기하게 되고 자신감도 점점 없어진다. Y 씨는 아들이 자신에게 욕을 하는 상황에서 절박감을 느꼈다. 2년의 치료 기간 동안 별 진전이 없는 것처럼 보였다. 2년여에 걸친 열네 번의 입원에도 포기하지 않고 정성을 다해주는 치료자의 말이기에 날을 새서 고민하고 자신의 문제를 되돌아 보게 되어 술을 끊게 되었다.

J 씨(50대의 남성, 회복 2년째, 가족과 관계가 깨지고 난 후에 조금 더 일찍 회복되었다면 하고 바라는 경우)

"개인 의원에 여러 번 입원했다. 일곱 번째 입원하면서 완전히 망가졌다. 그러면서 이렇게 살아서는 안 되겠다는 생각이 들었다. 여섯 번째 스스로 입원 했던 모습과 확연히 달라진 내 모습을 안 됐다고 바라보는 병동 치료사의 눈빛을 잊을 수가 없다. 회복해야겠다는 마음으로 인터넷을 통해 D병원을 알게 되었고 상담을 받고 모임에 참가하였다. 시간이 지나면서 조금씩 자신감이 생기게 되었고 말문이 트이게 되었다. 모임에서 발표를 하면서 할 수 있겠다는 마음이 조금씩 들기 시작했다. 모임에 참여하면서 새로운 분위기를 접하게 되었다. 반갑게 받아주는 느낌, 알고도 호응해 주는 느낌, 모임에 나오면 내가 괜찮은 사람이 되고 편안해졌다."

J 씨는 가장 오래 단주한 기간이 3개월이었는데, 모임에 참여해서 발표하고 편안해지는 경험이 쌓이면서 2년째 회복하고 있다. 회복하면서 가족과의 연락도 조금씩 이루어지고 있다.

술이 자신의 인생을 불편하게 만든다는 것을 인식하게 되고 처음에는 적게 마시려고 한다. 하지만 여러 번 시도해도 안 되는 것을 알고 도움을 찾게 된다. 술을 끊지 않으면 자신이 가진 모든 것을 잃을 수 있다는 절박감이 술을 끊어야겠다는 마음을 갖는데 꼭 필요한 것 같다.

① 절박감과 함께
② 술을 안 마시는 어느 정도의 기간과
③ 술의 무서움을 인식하고 단주 필요성을 느끼는 것과
④ 자신의 힘든 점을 털어놓는 과정 후에 술을 안 마실 수 있다는 마음을 갖게 되고(술 마시는 것을 잊게 되고) 술을 끊게 된다.

치료환경이 술을 끊을 결심을 단축시킨다

술을 끊을 결심을 하는데 치료환경의 역할이 중요하다. 치료환경(입원이나 외래치료)은 술 문제를 인식한 후에 끊을 결심을 하는데 걸리는 시간을 단축시킨다. 알코올 의존이 진행성의 병이기 때문에 조금이라도 일찍 끊게 할 수 있다는 것은 엄청난 일이다. B 씨의 경우는 술 문제를 인식한 후에 술을 끊는 데까지 5년이라는 시간이 걸렸다. 운좋게 치료환경과 연결된 것이 그나마 행운이었다. 반면 Y 씨의 경우는 강제로 열네 번의 입원을 하였지만 인식하고 끊는데 2년이라는 시간이 걸렸다. B 씨와 비슷한 정도의 중독문제를 가진 SK 씨의 경우는 단 한달 반만의 치료 후에 술 문제를 인식하고 끊게 되었다. 또한 알코올 전문병원의 등장과 함께 AA 및 각종 단주모임으로 연결되어 회복되는 환자 수가 늘게 되었다. 적절한 치료환경이 생겨나고 적절하게 연결되는 것이 회복에 중요한 요소일 것 같다.

회복자들이 말하는 절박감을 느끼는 전환점들

① 싸움에서 지쳐 쓰러지는 전반적인 느낌
② 가족이나 아이들에 대한 염려
③ 당혹스럽거나 놀랄 만한 사건
④ 음주와 관련된 건강문제나 염려들
⑤ 중요한 타인과의 문제 발생

위의 경우 이외에도 임상에서 보면 죽음에 대한 두려움, 가정 해체에 대한 두려움, 실직에 대한 두려움이 절박감으로 다가와 술을 끊는 전환점이 된다.

회복자들이 권유하는 술을 끊기를 결심하는 것을 돕는 방법들

상황을 점검하라

알코올의 긍정적인 면과 부정적인 면을 비교하고 술을 마시는 것이 가치가 있는가를 점검하라고 말한다. Journal of Substance Abuse의 한 연구에 의하면 자신의 힘으로 술을 끊었느냐 모임을 통해서 끊었느냐보다는 술 마시는 것과 마시지 않는 것을 충분히 비교했느냐가 술을 끊게 되는 동기라고 보고 한다.

단기적 만족보다는 장기적 만족을 선택하라

단주 성공자들은 알코올이 주는 단기간의 즐거움이 장기적인 문제를 감당해야 할 가치가 없음을 바라보아야 한다고 말한다.

왜 단주해야 하는가를 정하라

회복자들은 단주하려는 중요한 이유를 명확히 해야 한다고 말한다. 심각한 술 문제가 있다는 것을 인식한 후에, 누군가가 술을 마시는 것을 포기하지 않는다면 무슨 일이 일어날지 생각해 보도록 한 후에 술을 끊기로 결심했다.

필름이 끊기는(blackout) 끔찍한 경험을 여러 번 한 후에 AA 모임에 나갔을 때 "아이를 때린 적이 있나요?"라는 질문에 "결코 아니에요."라고 대답하자 "술을 계속 마신다면 내가 장담하건대 아이를 때리기 시작할 것입니다."라는 이야기를 듣고 어느 것을, 누구를 더 사랑해야 하는지 결정할 순간이 바로 그때였음을 알았다.

어느 날, 술 취한 채 담배 피다가 담뱃재가 아들의 구두를 태워버리고 아이의 발이 화상을 입었다. 엄마가 아들에게 "아빠보고 술 끊으라고 이야기 해."라고 하고 아들이 "아빠, 담배 끊어."라고 말했다. 그 순간 정말 놀랐다. "내가 무슨 일을 했단 말인가, 아들아 미안하다." 그 순간 나는 문제가 있다는 것을 인식했고 술과 담배를 끊겠다고 아들과 약속했다. 지금까지 끊고 있고 술이 생각이 나면 나 자신에게 아들 이름을 되뇌인다.

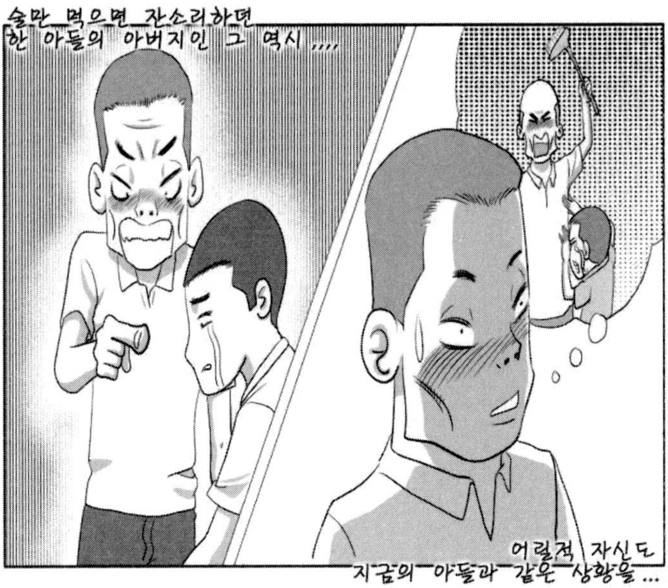
술만 먹으면 잔소리하던
한 아들의 아버지인 그 역시....
어릴적 자신도
지금의 아들과 같은 상황을...

반대편의 삶을 상상하기

회복자들은 단주의 긍정적인 면을 상상해 보라고 말한다. 술의 부정적인 측면은 명확한데 단주의 긍정적인 면을 생각하기가 쉽지 않다. 술을 안 마시는 게 좋을 거라고는 믿지만 왜 그런지 말하기 어려운 경우가 많다. 단주생활의 좋은 점을 상상하는 것을 돕는 다섯 가지 중요한 질문을 해보라.

❶ 온전한 단주생활을 하면 내 삶이 더 순탄해질까?

❷ 내 음주습관이 내가 중요하게 여기는 가치와 일치하는가?

❸ 술을 계속 마시면 잃을 것은 무엇인가?

❹ 내가 인생에서 바라는 것 중 술이 못하게 막는 것은 무엇인가?

❺ 내가 술을 끊으면 되돌릴 수 있는 것은 무엇인가?

당신 자신을 위해서 하라

회복자들은 자신을 위해서 술 끊을 결심을 해야 술을 끊을 수 있다고 말한다. 사랑하는 사람의 우려가 당신의 술 문제에 대해서 뭔가를 결정하는데 영향을 주지 않는다는 이야기가 아니라 궁극적으로는 당신 자신을 위해서 술을 끊기를 원해야 한다는 것이다.

다른 사람들이 방해할 때, 결심을 굳건히 하라

일부 회복자들은 좋은 의도로 술을 끊을 결심을 할 때, 주위의 사랑하는 사람이 술을 끊을 필요가 없다고 이야기할 때가 있다고 말한다. 어떤 사람은 긴장을 풀기 위해 술을 마시라고도 하고 금주주의자라고 놀리기도 했다. 몰래 자신의 음료수에 술을 섞기도 했다.

이런 방해 행동을 자신의 단주 의지를 강화시킬 수 있는 동기로 만드는 것이 중요하다고 말한다.

술 안 마시는 기간을 가지라

회복자들은 술을 안 마시는 기간을 가져보라고 말한다. 당신이 오랫동안 음주를 심하게 했다면 단주생활과 이익을 생각해보기가 쉽지 않다. 그래서 술로부터 잠깐 떨어져 있는 것이 필요하다고 회복자들은 말한다.

"아침부터 밤까지 술을 마시던 사람이었는데, 3개월간의 단주 후 술을 다시 마시게 된 것이 술을 끊게 된 전환점이었다. 3개월의 단주 기간에 AA에 참여한 것이 도움이 더 되었다. 그때까지 술을 끊는다는 것은 생각도 못했다. 새해가 되어 한잔 술을 마신 것이 두 달 동안 마시게 되었다. 3개월의 단주 기간을 경험하기 전에는 술 마시는 것이 정상이라고 생각했다. 하지만 단주 기간 이후에 심사숙고하게 되었고, 술 마시는 것을 조절할 수 없다는 것을 알게 되었다."

다시 한번, 다시 한번 시도하라

여러 번 술을 끊는데 실패했다면 어떻게 하겠느냐는 질문에 회복자들은,

결코(never),

결코(never),

결코(never) 포기하지 말라고 이야기한다.

술을 끊기를 원하는 회복자로부터 가장 빈번한 암시가 "포기하지 말라."는 것이다. 회복자 세 명 중의 한 명은 술을 끊기 위해 최소 세 번 이상 시도한 후에 성공했다고 한다(다섯 명 중의 한 명은 다섯 번 이상 시도했다고 한다).

"나 혼자는 수만 번, 집단에서는 서너 번 술 끊기를 시도했다."

"술을 끊기로 결심하지는 못했지만 여성 회복자 모임에 나가

기로 결심했다. 3개월 후 술을 끊기로 결심했고 성공하게 되었다."

전문가들은 대부분의 사람들이 술 끊는 것을 수십 번 시도한 후에야 성공한다고 한다. 시도하는 것 자체가 의미가 있다고 한다.

Verner S. Weesterberg, Ph.D(알코올리즘, 물질남용, 중독에 대한 멕시코 대학의 센터)는 "시도하는 것이 중요하다. 치료 받으러 가는 것, AA에 가는 것, 긍정적인 무엇인가를 하는 것, 술과 떨어지는 뭔가 쪽으로 움직이는 것이 중요하다."고 말한다.

술 문제를 해결하기 위해 정말로 절박하고 심각한 상태에서 시도한 경우에 첫 번째에 성공한 경우가 회복자 열 명 중에 네 명이나 되었다는 결과에 《sober for good》의 저자는 깜짝 놀라게 되었다. 심각하고 절박한 상태에서 시도한다는 것이 중요하다.

조절음주에서 단주를 결심하는 동안에 무언가를 하라

조절음주 중이라도 독서, 운동, 정원 일, 회복 모임 참여 등 무엇인가를 하는 것이 술을 끊을 결심을 하는데 도움이 된다고 회복자들은 말한다. 회복자 3분의 2는 즉각적인 단주를 하지만 많은 사람들은 술을 안 마시다가 마시는 것을 반복하게 된다. 많은 사람들은 단주 이외에는 실패로 생각한다. 하지만 많은 회복자들은 술을 포기하기 전일지라도 생산적인 전략을 사용함으로써 단주에 다가갈 수 있다고 말한다. 줄여 마시거나 조절해서 마시는 것은 장기적인 해결책으로 제시되어서는 안 된다. 하지만 술의 피해를 감소시키기 위해서 아무것도 안하고 있는 것보다는 무엇인가를 하는 것이 좋다. 하지만 심각한 술 문제가 있는 사람에게 이런 접근은 위험하다. 한 잔만 마셔도 며칠씩 술 마시는 경우에 이런 접근은 환자의 자신감을 떨어뜨리고 치료 환경에 들어오는 것을 어렵게 한다.

술 마시는 즐거움 대신에 다른 즐거움을 찾으라

술 마시는 것이 인생에 즐거움을 주기보다는 고통을 준다는 것을 알고난 후에 회복자들은 그들이 경험했던 술로 인한 즐거움을 과소평가하지 않았다.

"술을 끊고 난 후에 책 읽는 즐거움이 크다. 뭔가 고민이 있을 때 책을 보면 다 나와 있다. 새롭게 뭔가를 배운다는 것이 이렇게 즐거운 줄을 전에는 몰랐다."

"술 안 마시니까 딸이 일찍 들어오라고 전화하더라. 통닭 먹고 싶다고 사오라고도 한다. 얼마만의 일인가. 참 기쁘다. 가족이 같이 앉아서 식사하기도 하고 행복이라는 것이 이런 것이구나 하고 느낀다."

05

단주는 어느 한순간에 끝나는 싸움이 아니다

05
단주는 어느 한순간에 끝나는 싸움이 아니다

단주를 한다는 것은 한순간의 결심이 아니라 오랜 기간의 노력이 필요하다. 처음 술을 끊어야겠다고 결심하고 단주를 시작한 많은 알코올 중독자들은 어려운 문제에 부딪히게 된다. 여기서는 단주에 성공한 여러 회복자들의 경험을 통하여 단주를 지속하는 방법과 지혜를 찾아볼 것이다.

K 씨(40세의 남성)

"회복이라는 것이 제게는 아주 절실했습니다. 겸손해지는 것이 중요했기 때문에 좋다는 것은 지푸라기라도 잡는 심정으로 다 해보려고 했습니다. 단주에 관한 책도 열심히 읽었지요. 머리에 잘 안 들어올 때도 있고 집중이 잘 안 되기도 해서 대여섯 번씩 이해가 될 때까지 읽었어요. 처음에는 이게 뭔가 싶고 글자로만 보이던 것이 자꾸 읽다보니 마음속에 새겨지게 되었지요. 치료진들에 대해서는 전문가로 생각하고 무조건 하라는 대로 따르려고 노력했습니다. 정말 내가 할 수 있는 데까지 해보려고 했어요."

P 씨(35세의 남성)

"이전에 내가 정말 비뚤어져 있었구나 하는 생각을 했습니다. 그래서 의식적으로라도 이런 마음을 고쳐나가는 게 중요했지요. 습관을 고치는 것이 쉽지는 않았어요. 금세 이전의 부정적인 모습이 튀어나오고 그랬죠. 그래서 좋은 습관을 만들기 위해 기록을 하기 시작했어요. 칭찬을 하고 적어보았죠. 단주일기를 썼어요. 막상 이런 것들을 해보니 놀랄 만큼 내가 달라지고 있다는 것을 알게 되었습니다."

많은 회복자들은 오랜 기간 술을 마셔왔기 때문에 이를 변화시키기 위해서는 오랜 기간의 헌신이 필요하다는 것을 강조한다. 처음 술을 끊어야 되겠다는 결심 이후에도 이를 유지하는 것이 중요하다. 자신만의 방법을 처음부터 성공적으로 찾아내는 사람은 많지 않다. 오히려 잘 검증된, 많은 사람들이 단주에 성공하도록 도와준 방법들 중 자신에게 적합한 방법을 찾아보는 것이 효과적일 수 있다.

단주를 서약하기

P 씨(44세의 남성)

"생각의 틀을 바꾸는 것이 중요했어요. 이전에는 내가 술을 적당히 마실 수 있었다고 생각했거든요. 가족들이 뭐라고 그래도 나는 사실은 '마음만 먹으면 술을 적당하게 마실 수 있어.' 이렇게만 생각했죠. 여러 전문가들의 말을 듣고, 책을 읽으면서 더이상 나는 술을 조절할 수는 없겠구나 생각하게 되었어요. 그래서 이제 나는 술을 마실 수 없는 사람이구나 생각하고 다시는 음주를 하지 않기로 자신에게 약속했지요."

여러 연구들은 단주를 서약하는 일이 매우 중요하다고 밝히고 있다. 여기서 말하는 서약이란 '내일부터 술을 안 마셔야지' 같은 모호하거나 진지하지 않은 말이 아니라 자신이 술을 더이상 통제하지 못한다는 것을 깊이 받아들이고 자신에게, 그리고 주변 사람들에게 단주를 약속하는 경우를 말한다. 많은 사람들이 이렇게 서약하고 장기간의 단주를 유지하고 있다.

평생 마시지 않는다는 목표 세우기

하루하루를 잘 넘기는 것도 중요하지만 모호한 단주 결심은 재발로 이어지는 경우가 많다. 오늘만, 오늘까지만, 참아볼까? 하는 생각을 하다 보면 어느새 맥주잔을 들이키고 있는 모습의 자신을 발견하게 될 것이다.

S 씨(32세의 여성)

"목표를 너무 모호하게 세우는 것이 나빴어요. 영원히 끊을 것인지 혹은 오늘 하루만 참을 것인지 정하는 것이 중요한 것 같아요. 결심은 항상 확고해야 하고 그래야지 지켜야겠다는 생각도 강하게 하는 것 같아요. 내 목표는 남은 평생 술을 마시지 않는 거예요."

단주를 최우선으로 두기

단주를 하려고 마음먹었지만 방해되는 것이 너무 많아 실패하는 경우가 많다. 모든 다른 일들과 마찬가지로 단주도 여러 마음을 품지 않고 하나의 목표만을 바라보는 것이 중요하다. 단주는 여러 가지 옵션 중 하나를 선택하는 것이 아니다. 술이라는 것이 내 삶을 너무나 파괴하였기 때문에 술을 안 마시는 것만이 나를 원래대로 되돌릴 것이라는 절실한 자기반성에서 시작하는 것이다. 단주 서약을 한다는 것은 단주를 어느 무엇보다도 최우선으로 두겠다는 것을 의미한다.

J 씨(40세의 남성)

"항상 실패했던 이유들을 생각해 보면 나한테는 아직 포기하지 못하는 것들이 너무 많았다는 겁니다. 이미 밑바닥이고 남들이 보기에는 포기할 것도 없는데 나는 그때는 그렇게밖에 생각이 들지 않았어요. AA모임에 나가려고 했지만 그러려면 직장을 마음대로 고를 수 없었어요. 술 마시는 직장도 마찬가지였죠. 술을 안 권하는 곳으로 가려면 돈을 조금 손해보아야 했어요. 결국에는 재발이었죠."

회복자 T 씨(52세의 남성)

"아내가 술을 파는 식당을 그만두기 전까지는 술을 끊기가 어려웠어요. 생선을 고양이 앞에다가 두는 격이었죠. 식당을 닫기 전에는 이거 안 하면 살아가지 못할 거라 생각했는데 그런 욕심이 나를 점점 더 망쳤죠."

K 씨(33세의 여성)

"사귀던 사람을 정리했죠. 윤리적으로도 옳지 않은 데다가 술도 마시는 사람이니 단주라는 걸 하지도 못했어요. 지금 생각해 보면 잘한 거 같아요. 나를 좋아하지도 않았는데 내가 아무 생각없이 살았던 것 같아요."

단주를 최우선으로 두지 않는 단주생활은 모래 위에 지은 집과 같아서 결국은 작은 바람에도 무너지게 마련이다. 단주를 결심한 사람은 항상 단주를 최우선으로 두어야 하며 단주를 위협하는 것이라면 어떤 것이라도 바꾸어야 한다. 그것이 사람들과의 관계든, 직업이든, 취미든, 장소든 간에 변화시켜야 한다. 자신을 끊임없이 실패로 몰아가는 것이 자신의 익숙한 버릇이나 습관이라면 그것까지도 다 바꾸려고 노력해야 하는 것은 물론이다.

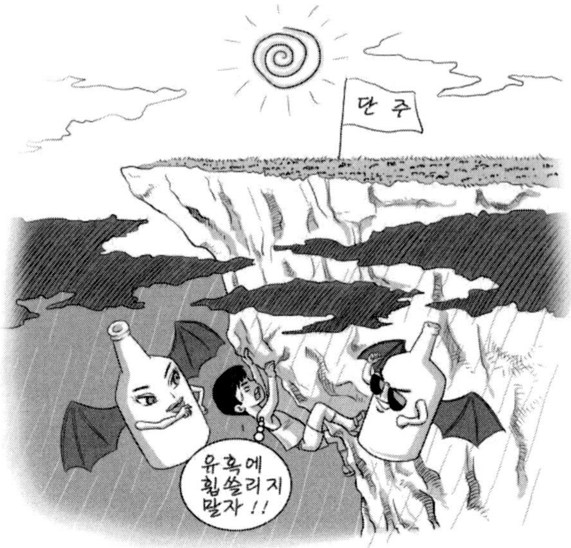

스스로 책임지기

술 앞에 무력했으며 이로 인해 생활에 무책임했음을 시인하는 것이다. 알코올 의존에서 회복되면 회복자는 마땅히 사람, 일, 생활 따위에 책임을 지게 된다. 책임을 회피하고 술로 도망쳤다는 것을 인정하게 되고, 재발의 책임을 외부 요인보다는 자신의 문제로 바라보게 된다.

C 씨(42세의 남성)

"너무나 오랜 시간 술로 살아왔기 때문에 막상 술을 끊고 나서도 무기력한 사람에 불과하다고 생각했어요. 일하러 나가서도 작은 스트레스조차 견딜 수가 없었죠. 일이 없는 날에는 자식들 학교 가는 거 데려다 주는데 그게 그렇게 비참하더라구요. 잘못 생각하고 있었다는 것을 이제 압니다. 그런 생각에서 도피해서 술로 빠져들고 싶었다는 게 제 심정이었죠. 항상 이런저런 핑계만 대고 살아왔다는 것을 깨달았어요."

자신을 믿기

P 씨(58세의 남성)

"너무 오랫동안 나는 실패자로 살았어요. 그래서 뭔가 해본다는 것이 내게는 너무나 힘든 일이었죠. 쉬라고 그래도 그런 것조차 할 수가 없었어요. 작은 뭔가를 해내는 게 중요했죠. 아침에 무조건 동네 한 바퀴 도는 일을 시작했어요. 한 달이 되었을 때 나도 해낼 수 있구나 하는 생각이 들었죠."

다른 사람이 해냈다면 나도 할 수 있다는 긍정적인 믿음을 갖는 것이 중요하다. 단주를 성취하고 유지하길 진심으로 원한다면 당신은 그렇게 할 수 있다는 것을 믿어야 한다. 큰 성공이 아닌 가까운 곳에서의 성공을 경험할 수 있게 작은 일들을 여러 가지 시도해 보는 것이 도움이 된다. 하나의 성공은 더 많은 성공으로 이끌 것이다.

회복하는데 필요한 시간을 주기

처음 한 달을 단주한 사람은 1년을 단주하기가 쉽고, 1년을 단주한 사람은 더 많은 기간을 단주하기가 그리 어렵지 않다. 오랜 기간 알코올에 노출된 뇌가 원래의 모습을 찾는 데는 시간이 필요한 것이다. 처음에 단주를 시작하고 얼마 지나지 않았을 때는 하루하루가 힘들지만 어느 정도 시간이 경과하면 단주가 즐거워지는 경험을 할 수 있다.

Y 씨(39세의 남성)

"한 2년간이 고비였어요. 처음에는 몇 달 만에, 다음에는 한 1년 만에 작은 스트레스 관리를 못해서 무너졌지요. 시작하고 며칠이 힘들어요. 막 손이 떨리고 식은땀이 났어요. 술이 너무 그리웠죠. 하루 종일 술 생각이 났어요. 참아야지 하는 생각을 하루종일 하고 나서는 지쳐서 잠든 적도 있었죠. 몇 달씩 지날 때마다 한 번씩 고비가 찾아오긴 하지만 훨씬 수월해졌어요. 한 2년 반쯤 지나니까 웬만한 스트레스에는 흔들리지도 않아요."

단주를 한다는 것은 적을 제대로 알지 못하면 성공하지 못하는 모든 세상사의 일들과 마찬가지다. 단주를 하면서 알코올 의존에서 회복되는 경과를 제대로 알지 못할 경우 그것이 자신만의 고통이라 생각하고 힘들어하다가 무너지는 경우가 많다. 알코올 의존에서 벗어나는 데는 시간이 필요하다. 음주량이 많고 기간이 오래되었을 경우 금단증상에서 벗어나기 위해 의사의 도움이 필요한 경우가 많다. 초기 금단증상의 경우 의사가 처방하는 클로르디아제폭사이드(Chlordiazopoxide)나 로라제팜(Lorazepam) 같은 벤조다이아제핀(Benzodiazepine)계 약물을 복용함으로써 크게 완화될 수 있다. 또한 이러한 약물의 복용은 향후 발생할지도 모르는 알코올 금단성 섬망이나 경련과 같은 생명을 위험하는 금단증상의 예방과 치료에도 결정적인 도움을 줄 수 있다. 심한 갈망으로 자주 재발했던 많은 의존자들이 날트랙손(Naltrxone)이나 아캄프로세이트(Acamprosate) 같은 약물을 복용하면서 회복된 경험과 이러한 약물들의 효과에 대한 많은 논문들에도 귀를 기울여야 한다. 단주를 지속하는 데는 알코올에 대한 자세한 교육과 공부로 단주생활에서 부딪힐 수 있는 위기에 정확히 대처하는 것이 중요하다.

회복하면서 얻은 선물을 헤아려보기

단주를 하고 알코올에서 회복되어 가는 과정은 힘든 것만은 아니다. 긴 여정에는 항상 지친 몸을 누일 수 있는 나무그늘과 목을 축일 수 있는 샘물과 같은 예상하지 못한 선물들이 있게 마련이다. 단주라는 여행에서는 회복되면서 나타나는 긍정적인 변화들이 있는데 이것들이 단주를 더욱 더 힘차게 해나가는 데 에너지를 공급해 준다. 신체적인 변화, 가정에서의 달라진 모습, 인격적인 변화 따위가 그것들이다.

P 씨(51세의 남성)

"간경화요, 낫지 않는다고 생각만 했죠. 술을 끊고 한참 지나 검사해 보니 간수치가 많이 좋아졌어요. 다리 부은 것도 빠지고요. 몸이 가뿐해지니까 이렇게 좋은 것을 왜 진작 안했나 싶어요."

K 씨(42세의 여성)

"술을 마시는 동안에는 항상 힘들다고만 생각했어요. 내가 자식을 그래도 잘 키우고 있다고 생각했지요. 지금은 달라요. 이제야 엄마로서의 역할을 하게 된 거 같아요. 아이가 밖에서 무얼 하고 있는지 관심을 기울이게 되고 도시락을 싸주고…. 이런 것들이 얼마나 나를 행복하게 해주는지 몰라요."

회복의 과정에서 얻은 선물을 헤아려 보는 것이 많은 도움이 된다. 건강, 외모, 행복감, 가정에서의 위치 회복 따위의 선물은 장기간 단주를 지속해 가는데 많은 힘이 될 것이다. 가족들 또한 회복의 과정에 있는 가족구성원들에게 따듯한 말과 격려로 지지해 줌으로써 회복자가 단주를 하면서 잃어버린 술이라는 친구에 대해 충분히 보상해 주도록 하는 것이 좋다. 충분한 보상과 환자의 좋은 변화에 대한 긍정적인 강화, 이 두 가지가 환자가 단주를 효과적으로 유지할 수 있게 해준다.

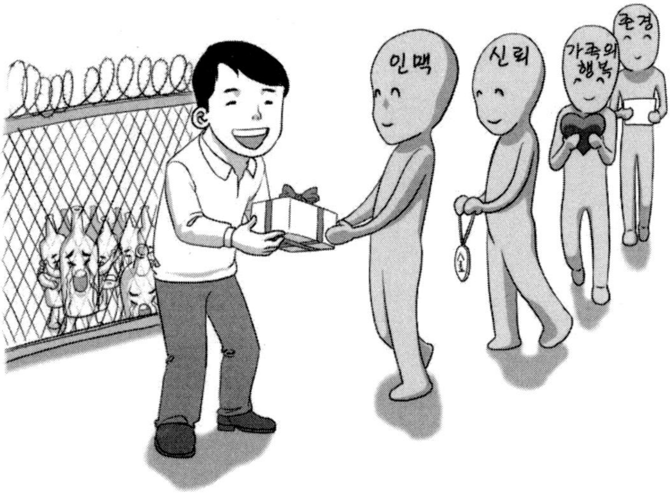

모임에 참석하기

많은 알코올 의존자들이 AA와 같은 모임에 나와서 회복되었다. AA나 다른 회복자 모임에 참석하는 것이 술을 끊는데 아주 중요한 요인이 된다는 것은 많은 연구와 경험들이 입증하고 있다. 알코올 의존자들뿐만이 아니라 알코올 의존자들의 배우자나 자녀들을 위한 모임들도 활성화되어 있어 의존자를 둔 가족들에게 많은 도움을 주고 있다.

B 씨(43세의 남성)

"모임 나오는 것이요? 무조건 도움이 된다고 봐야죠. 모임에 나와서 자랑을 하게 되요. 내가 지금 하고 있는 힘든 싸움과 성공에 대해서요. 가족들에게는 못할 말도 여기서는 하게 되요. 가족은 뭐가 잘

했다고 또 얘기하냐고 해요. 그런데 제게는 단주라는 게 정말 자랑스러운 것이거든요. 모임에서의 경험은 말로 표현하기 미묘한 점이 있어요. 경험이 있는 사람만이 알 수 있죠. 반강제적으로 나온 사람들은 오래 못가는 거 같아요. 일단 마음을 열고 자발성이 생기고 난 후에는 정말 도움이 되지요. 그래서 반강제적으로 마지 못해서 참석한 사람들에게는 마음을 열 수 있게 다가가려고 해요. 모임에 참여하는 것은 피할 수 있는 장소예요. 무슨 말이냐 하면 모임은 세상에서 유일한 거죠. 여기서는 술 마시라는 압력도 유혹도 없어요. 문제가 생기면 자기 자신이 제일 먼저 알게 되니까 정기적으로 모임에서 얘기를 해야 해요. 도움을 받아야죠."

일상생활을 규칙적으로 관리하고 점검하기

자기점검일지나 단주일기, 개인일기, 명상 등이 단주에 도움이 된다. 규칙적이고 반복적인 자기점검을 소홀히 한 사람 중에 재발자가 월등히 많다는 점을 주목해야 한다.

K 씨(37세의 여성)

"술을 안 먹어야겠다 생각할 때 제일 먼저 일기를 썼어요. 힘든 생각이 몰려올 때마다 '내가 사랑스럽다, 가장 소중하다, 나를 너무 아낀다, 사랑해' 같은 말을 써보았죠. 사춘기 소녀들이나 하는 행동같아 보일 수 있지만 정말 좋았어요. 술을 안 마신 날 저녁이면 반드시 나에게 칭찬하는 말을 썼죠. 계속 이것을 반복하니까 어느새 술을 끊은 지 한참 되는 나를 발견할 수 있었어요. 일기 쓰는 시간은 온전히 내 자신에게 투자하는 시간이죠. 자신을 돌아보는 시간을 갖는 거예요."

H 씨(47세의 남성)

"처음에는 시간 조절을 하지 못했어요. 여태 한 번도 그렇게 지내지 못했으니까요. 차라리 무슨 일로 힘들 때는 술 생각이 안 났지만 시간이 많을 때나 혼자 있을 때 술 생각이 많이 나서 힘들었어요. 저한테는 그런 조용한 시간이 제일 힘들었죠. 그래서 초등학생처럼 시간표를 짰어요. 계획표대로 한다는 게 무슨 소용이 있을까 생각했지만 어느 순간 무너지지 않게 하기 위해서라도 한 번 해보았죠. 글씨도 비뚤비뚤하고 보기에는 별로인 계획표였지만 그게 제 생활을 잡아주었어요."

자기점검일지나 단주일기 등은 거창하거나 어려운 것이 아니다. 그냥 커다란 노트에 혹은 연습장에 써 내려가면 되는 것인데도 처음에는 그것조차 어려운 경우가 종종 있다. 하지만 쓰다 보면 점점 노하우가 생겨날 것이다. 혼자서 단주일기를 쓰는데 어려운 사람들을 위해 서점이나 인터넷에서 구입할 수 있는 단주일기나 자기점검일기들도 있다.

영적인 생활

영적인 생활이란 하루 종일 종교단체에서 시간을 보내는 종교행위나 심각한 논쟁, 고민에 대한 것이 아니다. 영적인 생활은 자기 자신을 돌아보고 생각하게 하는 것이다. 단주생활이 길어지면서 영적인 성장이 같이 동반되는 경우가 많지만, 단주생활을 하던 도중 영적인 성장이 없다면 단주생활은 지나치게 딱

딱하고 무료해지거나 힘들어지는 경우가 종종 있다.

K 씨(35세의 남성)

"그동안 내 회복의 걸림돌이 뭐냐고 묻는다면 그냥 남 따라서 하는 단주생활이라고 말하고 싶어요. 가족의 시선만 의식하고 그랬죠. 이제 가족들이 놀라요. 깊이가 있구나 하는 태도죠. 별것 안 했어요. 일기 쓰면서 나를 돌아보고 보이지 않는 선서를 마음속에다 했죠. 평온함을 청하는 기도를 힘들 때마다 했어요."

많은 회복자들이 명상과 기도, 조용한 아침묵상 등으로 하루를 시작한다. 평온함을 청하는 기도는 다음과 같다.

하느님,
어찌 할 수 없는 것을 받아들이는 평온함을 주시고
어찌 할 수 있는 것을 바꾸는 용기를 주시고
그리고 이를 구별하는 지혜도 주소서.

이는 유명한 신학자이자 윤리학자였던 라인홀트 니버(Reinhold Niebuhr, 1872~1971)의 평온함을 구하는 기도에서 유래된 것이다.

K 씨(43세의 남성)

"성장, 영적인 체험, 이런 것들에 대해 유창하게 말할 수는 없어요. 하지만 기도를 하루나 이틀 거르면 뭔가 안 좋아져요. 내 자신이 그것을 알 수 있어요. 반대로 기도를 많이 하면 뭔가 달라요. 진실되게 진지한 기도를 하면 그날은 분명 전과 다르죠."

단주 지속에 도움이 되는 지혜들

H 씨: 후원자, 협심자 분들이요. 그런 사람이 있다는 것이 용기를 주어요. 힘들 때 도움을 즉각 받을 수 있고요.

N 씨: 병원에 오는 습관이랄까. 규칙적으로 와서 이야기할 때면 그동안 놓치고 있었던 내 모습을 발견할 수 있기도 해요.

K 씨: 직장이 없으면 무너진다고 봐야죠. 자신에게 정직하기 위해서라도 직장에 다녀야 되요. 직장이 스트레스가 된다고 하는 사람도 있지만 그 정도 스트레스는 견딜 수 있으면 견뎌야 되요. 나중에 경제적으로 남들에게 의지한다는 게 그게 스트레스가 되어서 무너지는 경우가 많아요. 가족을 책임진다는 거… 그거 쉽지 않아요. 아무것도 안하고 누워서 책임질 수 있나요?

많은 회복자들은 단주 유지에 도움이 되는 것으로 가족들의 지지나 직장 유무, 단주모임 참석 등을 이야기한다. 혼자 힘으로 이런 것들을 해나가기 어려울 경우에는 가족상담이나 직업상담, 직업 재활훈련 등을 통해서 도움을 받을 수 있다.

06

회복하는 환자의 가족은 뭔가가 다르다

06
회복하는 환자의 가족은 뭔가가 다르다

행복한 가족들은 서로서로 닮은 데가 많다.
그러나 불행한 가족은 그 자신의 독특한 방법으로 불행하다.

술과 관련된 여러 가지 질병들을 공부하거나 고민해 본 많은 사람들은 결국 알코올 의존이라는 병이 가족 전부가 앓고 있는 가족병이라는 사실을 발견하고는 놀라게 된다. 알코올 의존이라는 병은 유전적 요인이나 가족환경, 가족 간의 의사소통 방식, 어린 시절 부모의 영향 등이 원인이라는 사실은 누구나 다 아는 것들이다. 그래서 술 문제가 있는 가족은 술 문제에 대해 같이 이해하고 해결해 나아가야만 한다. 인생에서 마주치는 다른 여러 문제들과 마찬가지로 술도 혼자서 해결하기에는 너무도 어렵고 힘든 문제이다.

이번 장에서는 가족들이 환자들에게 줄 수 있는 도움, 가족들의 어려움, 음주 가정에서 일어나는 일들, 가족들에 대한 치료적 접근 방법들을 통하여 가족병으로서의 알코올 의존에 대해 알아보자.

가족 모두가 변화하는 것이 회복의 관건이다

무엇보다도 바람직하고 성장 지향적인 가정환경을 만들려고 노력하는 것이 중요하다. 성장 지향적인 가족환경은 가족 삶의 질을 높이고 가족구성원의 욕구 실현과 신뢰감을 높여 사회에 적응하는 가족원이 되도록 할 것이다. 환자 가족들은 알코올 의존 치료의 동기를 갖고, 회복 방향을 인식하고 일관성 있는 역할과 태도를 유지하는 것이 필요하다. 막상 알코올 의존이라는 병을 가진 환자로 인해 고통 받으면서 치료에 대해서는 부정적인 가족들이 의외로 많이 있다. 심지어는 환자가 알코올 문제에서 상당한 기간 회복된 후에도 여전히 옛날 일을 들먹이며 회복자를 괴롭게 하는 경우도 종종 있다.

알코올 의존이 가족과 자녀에게 미치는 영향이 무엇인지 알아내는 과정을 통하여 가족 내의 문제점을 파악하고 가족 모두가 변화되는 것 또한 중요한 목표가 될 수 있다. 이는 알코올 문제를 통하여 이전보다 건강해진 가족구성원으로 거듭나는 것이다.

이러한 목표를 이루기 위해 가족들은 가족 스스로, 단주 단체나 모임을 통해, 전문적인 치료진의 도움을 통하여 회복의 길로 나아가는데 온 정성을 다해야 한다.

가족이 제대로 알아야 제대로 회복이 될 수 있다

치료적인 측면에서 알코올에 대한 가족 접근의 필요성은 임상 상황에 있는 거의 대부분의 치료자들이 느끼고 있다. 실제로 어느 누구도 가족을 떼어 놓고 환자를 생각할 수 없다. 강한 정서적 연대감, 기대감, 생각과 행동에 이르는 많은 상호작용들이 가족 내에서 일어나고 있고 알코올 의존 자체는 친밀하고 밀접해야 할 가족관계에 부정적인 영향을 미치는 대표적인 가족병이라는 것을 생각해 볼 때 가족 접근의 필요성은 더욱 크다. 환자를 둔 가족구성원들은 스스로가 환자의 영향 속에 빠져있고 환자의 행동에 매번 반응하고 있다는 사실을 알아차리지 못하고 있는 경우가 많다. 환자와의 상호작용에서 많은 긴장감과 불안, 스트레스를 경험한 가족은 마음의 여유가 없어지고, 상대방에 대한 상처, 갈등이 깊어져 치료에 필요한 수용적이고 성장 지향적인 관계보다는 서로에 대한 욕구불만, 절망, 거절적인 양상의 악순환적인 인간관계를 맺고, 이로 인한 정신적, 신체적 질병이 생기거나 정서적으로 위축된 삶을 사는 경우도 흔하다.

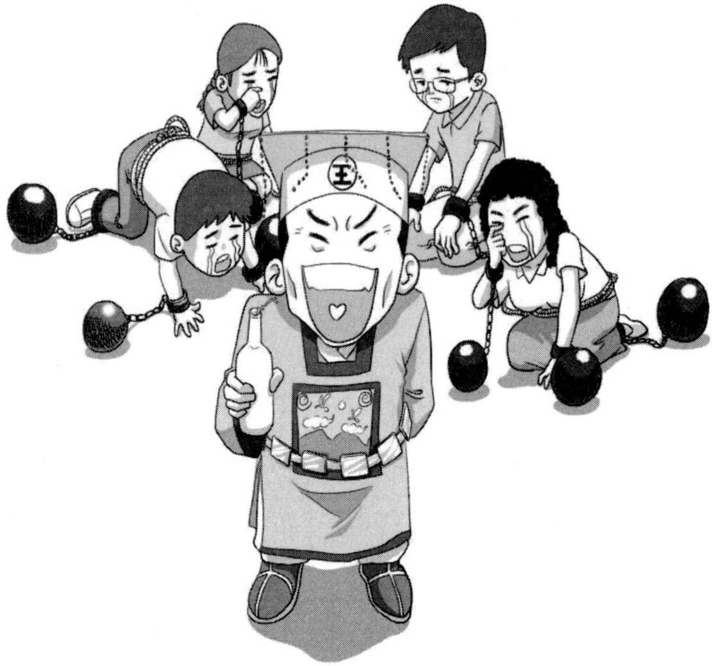

가족이 치료에 있어 중요한 파트너라는 점도 가족 접근의 필요성을 지지해 주는 사실이다. 흔히 치료가 시작되었을 때 환자는 치료 시설, 처우개선, 인권문제, 치료자의 자격 등에 대해 비난하고 퇴원을 요구하는 경우가 많다. 이로 인해 일방적인 퇴원이나 외출, 외박 결정이 이루어져 환자-치료자 관계를 심각하게 손상시키고, 환자의 비합리적인 욕구만을 만족시켜 치료적인 과정을 어렵게 만든다. 가족 개입과 교육 등으로 가족이 환자의 질병에 대해 정확하게 이해하고 대처할 수 있다면 알코올 의존에 대한 치료는 훨씬 효과적일 것이다.

좀 더 자세히

음주문제 환자와 함께 살면 가족들은 이렇게 변한다(가족병)

알코올 중독이 배우자에게 미치는 영향

- 환자 중심성으로 욕구 좌절감과 원망감, 화, 분노감 내재
- 죄책감, 수치심, 무표정, 우울, 무기력, 외로움, 자살 사고, 짜증, 신경질적 반응
- 미래에 대한 불안감, 소외감, 초라함, 자기연민, 비참함
- 과도한 책임감(역할, 경제적, 정서적)에서 여유 부족
- 과도한 종교생활 집착
- 생활 면에서 일 중심 양상
- 시댁과의 갈등이 증폭되며 서로 상대방 탓하기
- 만성 피로 증후군 등 각종 신체화 양상

알코올 중독이 자녀에게 미치는 영향

정서적 · 심리적 피해

- 감정 표현 억제, 해로운 방법으로의 분노 표현
- 극단적 양상의 문제 해결
- 의존적인 성향
- 타인에 대한 기만
- 배우자 선택 혼란
- 관계의 불편함 → 조직 사회의 부적응
  (비합리적인 수직관계에서 권위자에 대한 도전, 과도한 성취감, 책임감 또는 회피적 의사소통으로 인한 동료관계 어려움)
- 각종 신체상, 행동상, 학업상 문제 발생

알코올 문제에 대한 지식획득과 가족 개입, 상담이나 정신치료 등 여러 가지 치료적 방법을 접해보지 못한 가족은 어떻게 술 문제에 대한 심각성을 깨닫고 인식하게 될까?

흔하게 보고되는 가족들이 음주문제를 인식하게 된 계기는 다음과 같다.

아! 이것이 문제였구나

- 매일 반복적인 음주, 몰래 음주가 지속된다.
- 음주와 관련된 경제적인 손실(술값, 카드 지출, 벌금 및 과태료, 합의금 등)이 크다
- 장기간의 음주로 인한 신체적 건강이 악화된다.
- 음주 후 두문불출한다.
- 주사(고성방가, 뚜렷한 폭언, 폭력 양상)가 심하다.
- 음주 후 식사가 불가능하다. 안주 없이 음주를 지속한다.
- 음주 후 일상생활이 불가능하다.
- 사회적인 대인관계 장애(대인 기피, 주변 사람들과 관계 악화, 고립)가 생긴다.
- 법적인 음주문제(술값 시비, 파출소 왕래, 음주운전 등)가 서서히 증가한다.
- 병원에 입퇴원을 반복한다.
- 잦은 결근, 지각, 아내(남편)에게 거짓말을 한다.
- 늘 냉장고에 술이 있어야 한다.
- 술 마신 이유에 대해 여러 가지 변명과 거짓말을 많이 한다.

● 여러 가지 금단증상이 출현한다.

한 회복자의 아버지의 이야기를 들어보면 다음과 같다.

> "학교를 서울 명문대에서 잘 다니고 졸업 후 대기업에 취직했으니까 몰랐습니다. 가족들도 이 아이는 워낙 모범생 스타일이니까 관심을 안 두기도 했고요. 한 번씩 뭔가로 고민하고 괴로워한다는 거는 짐작했는데 결혼이 늦어지고 하니까 그런 거라고 생각했어요. 직장에 며칠씩 안 나가고 여관에서 술을 마시고 연락이 끊겨서 직장상사가 전화를 했더라고요. 그때 '아, 이거 문제가 심각하구나' 생각했지요."

문제를 빨리 알아차리고 대응하는 것이 알코올 치료의 첫 단계이다. 흔히 환자의 가족은 환자가 술 문제가 없다고 부인하는 경우가 많은데 이는 치료를 지연시키고 어렵게 만든다. 중독자나 가족 모두에게 필요한 것은 용기를 내어 도움을 구하는 것이다.

빨리 알아차리고, 빨리 대처해야, 빨리 회복할 수 있다

가족들이 알코올 의존의 심각성을 받아들이지 못하고 치료를 피하는 경우가 많다. 이미 선진국에서는 알코올에 대한 국민적인 인식과 합의가 어느 정도 이루어져 있는 데 반해 우리나라는 술에 대한 관대한 태도와 더불어 다음과 같은 이유들로 치료를 선택하지 못하는 경우가 대부분이다.

- 중독이라는 병에 대한 사회적인 선입견 때문에
- 중독(병) 자체에 대한 무지 때문에
- 강한 의지로 회복될 수 있다는 생각 때문에
- 환자의 강한 치료 거부로 인해
- 다른 가족들(시댁, 처가, 형제들)의 협조가 되지 않아서
- 직장에서 휴가받기 어렵고 불이익을 받을까 봐
- 경제적인 어려움(병원비, 생활비 영향)
- 창피하고 수치스러움, 무서움, 죄책감 등의 감정 때문에

회복자의 아내 A 씨는 다음과 같이 말했다.

> "이미 끝을 향해 달려가고 있었는데도 내 마음속에는 '아닐 거야. 좋아질 수 있을 거야' 라며 그 사람의 말만 자꾸 믿고 받아들이려고만 했어요. 뭐랄까 자유를 뺏고 치료를 강권하는 거에 대한 두려움이라고 생각했는데 사실은 나 스스로 좋은 사람으로 남고 싶은 그런 콤플렉스 때문이었어요. 사람들에게 부정적인 모습으로 보여지는 것에 대한 두려움이 숨어 있었죠. 어린 시절 부모님이 제 몸에 해롭거나 위험한 행동을 하면 꾸짖고 훈계하시던 모습이 사랑이란 것을 이제 알아요. 가족 모임에 나가 보니 어떻게 대처할지를 배웠어요. 어리석었다는 것을 이제는 알죠."

오랫동안 알코올 의존 문제는 도덕적인 질병으로 다루어져

왔고 그 때문에 술 문제가 발생한 사람은 의지박약이나 도덕적인 타락자로 여겨졌다. 과학이 발전함에 따라 알코올 의존에는 유전적인 요인들과 환자 자신의 생리적인 특성 등이 알코올 의존을 일으키는 강력한 요인으로 대두되었고 이에 현재는 알코올 의존을 의학적인 모델을 통하여 이해하려는 시도들이 널리 퍼지게 되었다. 여러 가지 편견이나 수치심, 가족 내의 갈등 따위의 문제로 치료를 늦추는 것은 환자와 가족들을 더 오랫동안 고통 속에서 살도록 할 뿐이다.

이제는 정확한 지식과 올바른 방법으로 가족의 음주문제에 대처해야 한다.

내가 먼저 변화하는 게 더 쉽다(상대가 먼저 변화하기만을 기다리면 짜증만 날 뿐이다)

알코올 의존자와 가족 사이에는 대부분 갈등이 있기 마련이다. 누군가 변화를 하지 않으면 그 갈등의 골은 점점 더 깊어지는 것이다. 어떤 경우 가족들의 대처가 환자의 문제 음주를 오히려 악화시키는 경우가 많다. 음주자의 가족 P 씨의 이야기가 그러하다.

> "처음에는 뭐랄까 짜증이 났어요. 가족이란 걸 모르는 남편이 싫었어요. 설득도 해보고 울기도 했어요. 그때뿐이었죠. 술병을 감추고 사온 술을 버린 적도 한두 번이 아니었어요. 남편은 술이 깨서 병원

가자고 그러면 다시는 안 그러겠다면서 싹싹 빌고 저는 또 이번에 한 번 참아야지 하고 용서해 주고 그랬어요. 항상 술 마실 때면 제 핑계를 대니까 해달라는 대로 다 해주고 화내는 일이 없도록 옆에서 눈치만 보고 살았죠. 그런 행동들이 남편을 더 안 좋게 만든 것 같아요."

대부분의 가족들이 비슷한 경우를 경험한다. 중요한 점은 이제껏 어떻게 행동해 왔는지가 아니라 앞으로 어떻게 행동할 것인지를 결정하는 것이다. 치료로 도움이 되는 가족들의 태도는 다음과 같다. 하지 말아야 할 행동은 줄이고 해야 할 행동은 늘려나가는 것이 필요하다.

가족들은 알코올 의존자가 회복을 위해 싸우고 있을 때 같이 싸워나가야 한다. 술을 당장 마시지 않는 것이 완전한 회복을 의미하는 것도 아님을 알아야 한다. 치료자가 보기에는 대부분의 가족들이 회복에 대한 성급한 기대나 비현실적인 바람을 갖고 있다. 술로 인해 오랜 기간 피폐해진 몸과 마음이 회복되는 데는 오랜 시간이 걸릴 수도 있다는 것을 잊어버리고 당장 이전에 잘나가던 모습을 보여주기를 바라거나 한 번의 입원으로 치료가 끝났다고 생각하고 이젠 술 한 잔쯤은 허용해도 되지 않을까 생각을 하기도 한다. 또 회복단계에서 당연히 생길 수 있는 여러 가지 어려움들을 비난하고 질책하며 자신들의 바람대로 행동해 주기를 바란다. 우리가 목표로 해야 하는 것은 단순한 술 한 잔의 회피가 아니다. 이전에 몰랐던 가족의 소중함을 깨닫고 놓치고 있었던 많은 것들을 되찾아 가는 것이다. 이것이

좀 더 자세히

음주문제가 있는 가족들에게 권한다

① 술을 계속해서 마시는 것에 대해 거부 의사를 분명히 밝히라.

② 그들을 사랑하는 것을 중단하지 말라.

③ 절대 설교하거나 가르치려 하거나 잔소리하거나 비난하거나 불평하지 말라.

④ 직접 음주문제를 당사자에게 말하라(깨어있는 상태에서 있는 그대로를)

⑤ 모범을 보이라.

⑥ 자녀들에게는 현재의 상황들이 병으로 인한 증상임을 인식시키라.

⑦ 자기 자신을 돌보라.

⑧ 자녀들의 감정을 함께 나누라.

⑨ 그들이 준비되어 있을 때 거기 서라.

⑩ 절대 포기하지 말라.

⑪ 감정적인 냉정함을 잃지 말라.

⑫ 자신의 한계를 정하고 그 한계에 따라 행동하라.

⑬ 가까운 가족, 지인들과 현재의 음주문제를 공유하라.

⑭ 주변의 도움을 요청하라(가족교육, 전문기관 방문상담 등)

⑮ 알코올 의존 관련 가족교육을 받으라.

바로 영적인 회복의 개념이다. 술 문제를 극복하는 것이 끊임없이 싸워나가야 하는 괴로운 싸움만이 아니다. 그 속에는 갈증을 씻어주는 오아시스와 더위를 피하게 해주는 그늘이 있다.

혼자 고민하지 말고 전문가들의 도움을 받으라

치료 과정에서 가족과의 작업을 통한 목표는 당연히 환자와 가족의 회복이다. 이 목표를 위해 의사, 간호사, 사회복지사, 심리사 등 여러 전문가들이 한 팀이 되어 활동을 한다. 상당수의 환자나 보호자들이 옛날 영화나 텔레비전 드라마에서 본 정신병원에 대한 편견을 갖고 단순한 격리만을 떠올리지만 이제는 보다 전문적이고 구체적인 치료 계획을 갖고 치료하는 것이 어느 때보다도 중요하다.

회복자 가족 K 씨

"남편을 입원 시켜 놓고 입원 유지와 퇴원에 대하여 많은 갈등을 하였어요. 입원 초기에는 치료에 순응하기보다는 지속적인 퇴원 요구에 가족 모두가 힘들고 불안했지요. 하지만 우리 가족의 태도가 불안정할수록 협박의 정도가 강해진다는 것을 교육을 통해 알게 되었어요. 항상 환자가 강하게 요구하면 가족이 흔들려서 치료를 포기하고는 했었거든요. 남편이 저보고 무서워졌다고 그래요. 이전에는 제가 항상 무서워만 했었죠. 그렇게 고분고분하지 않으면 가족이 무너질 것만 같았어요. 지금은 오히려 가족이 더 화기애애해졌어요. 잘못하는 행동을 용납해 주는 것이 사랑이 아니라는 것을 알았죠."

전문가와의 상담과 교육을 통하여 환자가 병에 대해 부정하며 입원을 거부하는 것 자체가 증상임을 알게 된다. 또한 치료 과정에서 발생할 수 있는 재발과 마른 주정에 대한 대처방법도 알 수 있다. 환자의 가족은 환자에 대한 새로운 정보를 치료자와 긴밀히 상의함으로써 의존자의 회복을 위한 최선의 길이 어떤 것인지를 알 수 있게 될 것이다.

가족이 힘들어 하는 여러 가지 문제들과 알코올에 관련된 정확한 지식 모두를 갖추어야만 술 문제를 극복할 수 있다는 것은 너무나도 당연하다.

회복자 가족 y 씨

"이전에도 술 문제로 상담을 안 받았던 것은 아니에요. 지인들과 치료 기관 등을 방문해 상담을 받았죠. 그런데 알코올 중독을 극복하라는 말만 반복적으로 들었지 알코올 중독이 도대체 뭔지에 대해서는 알지 못했어요. 상담하면서도 방향이 여러 차례 바뀌어서 혼란스러웠죠."

회복자 가족 H 씨

"종교적으로 극복해 보고 싶었고 종교가 중요하다고만 생각했어요. 병원이나 중독 전문기관에서도 충분히 종교적이거나 영적인 부분을 강조하고 있었는데 그때는 몰랐죠."

회복 초기, 술도 문제지만 이런 가족들도 문제다

알코올 문제를 이겨나가면서 얻는 것도 많지만 잃는 것이 있다는 것도 알아야 한다. 무조건 앞으로만 나아가야 한다거나 이전 모습을 전적으로 부정하는 것은 단주생활을 형식적으로 만들거나 오래 가지 못하게 할 수 있다. 가족들은 자신들이 어떤 혼란을 겪게 될지를 잘 알고 이해함으로써 가족구성원들을 더 잘 도울 수 있을 것이다.

자신보다도 음주자나 음주자의 음주를 막기 위한 생활을 했던 과거와 달리 음주자가 단주를 하며 새로운 삶을 살아가면 준비되지 않는 보호자는 자칫 자신의 생활과 사고의 중심축을 잃게 된다. 그래서 음주자가 단주를 하는 것은 좋은데 뭔가 잃어버린 것 같고 허무해지는 느낌을 갖게 된다. 정작 음주자는 단주생활을 잘 하고 있는데 가족은 이전처럼 음주자를 둔 가족구성원으로서 생각하고 말을 하는 경우다. 여전히 두려움에 떨며 가족을 감시하고 모든 대화의 중심에 술 문제를 이야기한다.

또한 가족은 익숙한 역할의 상실에도 대비해야 한다. 과거 역기능적인 가족 체계(정서적, 경제적)를 유지하며 상처와 고통이 뒤따랐지만 그 관계 안에는 나름대로 확실성과 예측성 그리고 안정감이 있었다. 술 문제에서 벗어난 가족을 두게 되었다는 점을 인식하고 회복자들이 이전에 가졌거나 새롭게 가져야 할 가족구성원으로서의 위치를 받아들이기 위해 노력하는 만큼 가족들도 새롭게 적응해야 할 자신의 역할에 대해 만족하고 최선을 다하는 모습을 보여야 한다.

다음과 같은 경우도 있다. 회복자 가족 김 씨의 경우는,

"이전에는 내가 사춘기 때 방황하고 힘들어 했던 것을 다 아빠 탓이라고 생각했어요. 한동안 아빠가 단주를 했는데도 지금 내가 힘든 이유가 이전에 아빠가 술 먹고 한 행동들 때문이라고 했죠. 그런 생각이 나를 자꾸 남 탓하는 사람으로 만들었어요. 당연히 상대방 잘못을 비난해도 되는 줄 알았죠. 궁극적으로 그게 주로 제 잘못이라는 것을 알고 난 후에야 문제가 풀렸어요. 이전의 나는 가족이 화목해지는 것을 바라지 않았는지도 몰라요. 계속 비난하고 원망할 사람이 필요했었죠."

이것이 바로 희생양이라고 하는 개념이다. 과거에는 가족 내 모든 문제를 의존자 때문이라 비난해 왔지만 단주 이후에 발생되는 문제들에 대해 탓할 당사자가 갑자기 없어져 버리면서 가족들은 혼란스럽게 되고 서로 상대방을 욕하는 경우가 많다. 이럴 때 용기를 내어 정직하게 자신의 문제를 평가하고 서로를 제대로 인정해 주는 것이 필요하다.

잘못된 자존심의 상실로 고통받는 사람도 있다. 중독자와 함께 살고 있을 때 주변의 관심과 칭찬 인정이 보호자에게 쏠려 잘못된 자기 우월감에 빠지는 경우가 종종 있다. 그러나 막상 환자의 회복 과정에서 관심과 칭찬이 회복자에게 옮겨지게 될 때 가족들은 무의식적인 상실감 · 허탈감 · 소외감을 경험하며 회복자에게 서운함과 미운 감정을 갖게 되는데 이럴 때일수록 가족들 간의 마음에 정확히 어떤 생각들과 감정들이 떠오르는지를 잘 관찰하면서 이야기하고 서로 격려해 주는 것이 필요하다.

서로의 아픔을 감싸주며 새로운 길을 모색한다-가족 모임에 대한 이야기

알코올 의존이 가족병이라는 사실이 널리 알려진 만큼 가족 모임에서 도움을 받은 사람들의 이야기도 자주 듣는다. 가족 모임에 참석한 사람들의 이야기를 들어보자.

> "나와 같은 사람들을 보면서 위로가 되고 안심이 되었어요. 그렇지 못할 때는 나만 왜 이렇게 힘들게 살아야 되나라는 생각이 들었거든요. 이게 우리 가정에만 닥친 불행인 줄만 알았어요."

> "처음에는 아들 탓만 하고 아들을 원망하면서 내가 힘들었어요. 죄책감도 많이 들었죠. 내가 저 녀석 어렸을 때 잘못 키워서 이렇게 되었구나 싶었죠. 남들한테 이야기하기도 부끄러웠고 미안함과 원망감이 섞여서 사랑한다고 하면서도 오히려 괴롭히기도 하고 그랬어요. 결국은 적절하고 현실적인 대처를 하지 못한 내 문제가 큰 것을 모임에서 받아들이게 되었어요. 터놓고 이야기하고 조언을 구했죠. 그랬더니 아들이 편안해해요. 물론 나도 그렇구요."

> "당장 내 문제가 아닌 것들도 다른 가족들의 대처 방법을 통해 미리 예습하고 배우게 되요. 나에게 적절한 대처 방법을 습득하게 된 거예요. 어느 순간 남편이 행동할 때 마치 내가 알고 있었던 것처럼 대응하는 걸 보고 놀랐어요."

> "모임에서는 무조건 나를 칭찬하거나 위로하지는 않아요. 그래서 나의 문제점도 되돌아보게 된 계기가 되었죠. 사람들이 다 조심스럽게 내 문제를 지적도 해주었고 격려도 해주었어요."

> "남편의 술 문제를 주위 사람들에게 이야기하지 못하고 늘 허공에 대고 외쳤지만 가족 모임 안에서 모든 이야기를 할 수 있는 사람들이

있어 속이 후련하고 편안해요. 내가 편안해지니까 남편도 차츰 안정을 찾아가는 것 같아요."

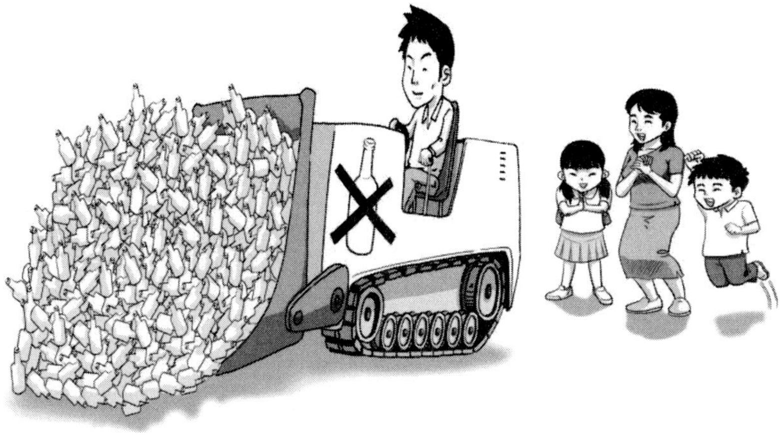

가족들이 의존자의 회복에 필수적인 만큼 가족구성원 한명한명도 소중하게 여겨야 한다. 환자를 위한 회복의 목표하에 가족들에게 무조건적인 회복의 조력자가 되라는 강요는 준비되지 않은 가족들에게 또 다른 상처를 줄 수 있어 주의해야 한다. 회복으로 가는 길이 힘들 때도 있다. 가족이 짐처럼 느껴지는 경우도 많다. 하지만 어떤 경우에건 가족이 함께해야 하는 이유는 하나다. 가족들이 바라는 것이 가족의 몰락이나 붕괴가 아니라 온전한 모습으로의 회복이라는 것이다. 가족들이 서로 사랑하며 아껴주는 자리에는 알코올 의존이라는 질병이 자리 잡을 수 없을 것이다.

07

조절음주에 대한 논란

07 조절음주에 대한 논란

문제음주자들의 영원한 유혹

비교적 가벼운 문제음주자건 심각한 알코올 의존자이건 간에 술로 인해 생활에 어려움이 생기게 되면 첫 번째 반응은 술을 끊기보다는 적당히 조절해서 마셔보고 싶은 마음이 간절하다. 다행히 이런 유혹을 이기고 단주를 실천한 사람들은 많은 시간, 돈, 건강, 주변 사람을 잃지 않고 회복되지만, 이런 유혹을 물리치기란 쉽지 않다.

미국에서는 조기 남용자를 위한 자조모임의 하나로 조절음주모임이 생겨나고 있다. 하지만 의존자들에게는 맞지 않다. 치료적으로 조절음주를 허용할 것인가에 대한 논란이 있어 왔지만, 대부분의 치료자들은 알코올 중독치료에서 최종 치료목표는 단주라고 보고 있다.

문제해결책으로서 조절음주를 꿈꾸는 사람들

좋아하는 술을 끊는다는 것은 끔직해요

반복적인 과음과 부부 간 갈등으로 상담을 위해 내원한 P 씨는,

> "물론 처음에 문짝을 발로 차고, 전화기를 던지고 한 것에 대해 '어쩌다 실수한 것이다' 우겼지만, 점차적으로 문제가 반복된다는 것을 알게 되면서 죄책감이 들기 시작했어요. 급기야 아내는 저에게 이혼을 요구했죠. 그래서 일단은 끊겠다고 했죠. 그러나 작심삼일을 반복하면서 끊는다는 것이 그렇게 쉽지 않다는 것을 알았죠. 그리고 나서는 어떻게든지 내 정신이 올바르게 유지될 수 있도록 '적게 마셔야 된다' 는 생각은 들지만 '좋아하는 술을 한 잔도 안 마시고 살아가야 한다' 생각하면 끔찍한 느낌이 들어요."

끊는 것이 쉬울 줄 알았는데 안되더라구요

과도한 카드 사용과 과음으로 도로에 쓰러져 문제가 된 회사원 K 씨는,

> "스트레스 해소한다고 동료들과 폭음을 하면서 과음과 과도한 카드 사용 등으로 문제가 생겼죠. '술을 끊어야 되겠구나' 다짐을 하고 시도를 했어요. 실제로 얼마 동안 술을 끊었고 모든 일은 잘 되어

갔어요. 아내도 좋아했구요. 단주도 그리 어려운 일처럼 여겨지지 않았어요. 그러나 끊었다는 기쁨도 잠시뿐 화가 나니까 금세 다시 술에 손이 가더라구요. 그뒤에는 절제해서 마시겠다고 했지요."

쉽게 '끊는다' 고 말한 사람들은 단주생활이 하루아침에 가능하지 않음을 진정으로 모르는 사람들이다. 초보자들은 일단은 생각없이 단주한다고 한다. 많은 스트레스를 술 없이 이겨내고, 대인관계의 갈등들을 원만히 풀어내고, 술 마시지 않고 새로운 대인관계를 발전시키고, 술 없이 즐겁게 지내는 생활에 대해서 익숙해지기까지는 많은 훈련과 변화가 필요함을 진정으로 이해하지 못하는 사람들이다. 그리고 막연히 끊겠다고 하는 것이다.

안 마시면 죽는 줄 알았으니까, 문제가 생겼어도 끊을 줄은 모르고

3년째 단주하면서 이제는 병원의 회복프로그램을 따르고 있는 J 씨는,

"내과에 수없이 들락거리고, 식도 정맥류가 터져서 죽을 고비를 넘기기도 했지만 퇴원하면 일주일을 못 넘기고 다시 마셨죠. 솔직히 적게 마셔야겠다는 다짐은 수없이 했죠. 병원에서 도망쳐도 나오고… 그때는 술 안마시면 죽는 줄 알았어요. 끊는다는 것을 상상도 못했죠."

"결국은 조절음주를 포기하니까 쉽게 풀리더라구요. 늘 조절해서 마신다고 생각하다 보니 직장문제, 가족들의 걱정, 아내와의 이혼문

제, 반복적인 입원생활이 끝나지 않았죠."

5년 이상 단주하고 있는 J 씨의 말이다. 대부분 조절음주로 적당한 기분전환을 노리지만, 술이 적게 들어가면 기분전환이 안 되고, 좀더 많이 들어가면 판단력이 변해서 실수를 하게 되는 것이다.

단주만 권고하는 치료진에 협조하지 않았어요

현재 4년 넘게 단주생활을 하고 있는 Y 씨는 10여 회 입원치료를 반복하면서 많은 시행착오를 경험하는 동안 초기엔 늘 조절음주를 목표로 삼았다고 회고한다.

> "병원 측에서는 술을 완전히 끊어야 한다고 말했지만 동의하지 않았어요. 교육이나 집단치료는 늘 술을 끊어야 한다는 데 초점이 맞추어져 있어 자연히 치료진에게 짜증을 내고 치료에 협조를 하지 않았죠. 조절음주를 치료진이 좋아하지 않는다는 것을 알고는 그냥 건성으로 단주하겠다고 말하곤 했죠. 치료에 집중을 할 수가 없었어요."

그러나 그는 이제 "그 당시 왜 그렇게 빨리 깨닫지 못했는지 아쉽죠. 치료자들 속을 많이 썩였어요. 그래도 나를 끝까지 받아주고 치료해 준 치료자들에게 감사합니다."라고 말한다.

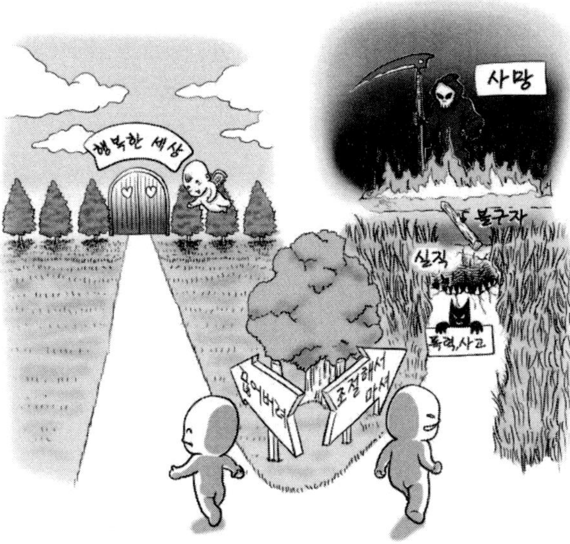

끊는다는 두려움

조절음주를 꿈꾸는 이유는 '술 없이 무슨 재미로 살까' 하는 두려움 때문이다

영세사업을 하는 L 씨는,

> "음주가 심해지면서 아내에게 욕설과 함께 손찌검까지 했어요. 아내는 친정으로 도망가면서 이혼문제를 들고 나왔죠. 문제가 커지자 양가 집안 모두가 끊으라고 난리였어요. 얼마 동안 억지로 참으니 생활이 재미가 없더군요. '이렇게 무슨 재미로 사는가?' 라는 생각이 들었고 어떻게든 문제가 안 되게끔 마셔야겠다고만 다짐했죠."

끊기는 힘들고, 마시고 실수를 안 하면 되지

> "제가 열 번 정도 술을 마시면 한두 번 실수를 했어요. 그래서 '굳이 끊기보다는 마시고 실수를 하지 말자'라고 생각한 거죠. 이러한 논리로 마시고도 실수를 안 하겠다는 주장이 있었지만 실수를 하려고 하는 사람이 어디 있겠어요? 그러나 술이 들어가면 참을성은 없어지고…. 과음하지 않으려고 했는데 '주변에서 나를 건든다. 짜증나게 한다'는 생각에 감정이 폭발하면서 과음과 실수는 근절되지 않았죠."

우리 아이가 어쩌다 한 번 거짓말해도 괜찮지 않듯이 가끔씩 문제행동을 보여도 신뢰는 떨어지고 관계는 깨진다.

자기-효능감이 없는 사람들

술을 못 끊는 사람들이 두려워하는 것은 지금까지 음주를 하면서 달래 온 마음을 술을 마시지 않고 이겨낸다는 것이 불가능하다고 직감하기 때문이다. 즉 자기 자신이 술을 끊고도 잘 지낼 수 있을지에 대해 자신을 신뢰하지 못하는 것이다. 이들의 마음은 '술이 없으면 그러한 일을 해낼 수 없을 것이다'라고 생각하는 것이다. 즉,

잠을 이루지 못할 것이다.

외로움을 달래지 못할 것이다.

분노를 억누르지 못할 것이다.

사업상의 사람들을 만나지 못할 것이다.

주말 저녁 재미있는 시간을 보내지 못할 것이다.

원만한 성생활을 못할 것이다.

이러한 순식간의 내면적인 생각들이 두려움을 유발하고 자신감을 앗아가는 것이다. 이것이 '자기-효능감(self-efficacy)' 이며 치료에 있어서 이 자기-효능감은 매우 중요한 요소가 된다. 자기-효능감이 있는 사람은 순식간에 "자기 자신이 술을 마시지 않고도 어떤 일을 잘 해낼 것이다."라고 생각한다.

조절음주가 필요한 사람들

아들에게 건강음주를 가르쳤어야 했는데

알코올 의존으로 인해 심한 황달을 경험하고 치료하면서 스스로 단주를 결심하고 10년 넘게 단주생활을 하고 있는 H 씨는 이렇게 후회한다.

> "아들 녀석이 나처럼 술을 좋아한다는 것을 알았지만 저는 개의치 않았어요. 심지어 집안 행사가 있을 때엔 아들 녀석이 어린 중학교 시절에도 '너도 한잔 마실래' 하고 술을 따라 주기까지 했는데 지금 와서 생각하면 너무도 무책임했다는 생각이 들어요."

라고 후회한다.

5년째 단주생활을 하고 있는 N 씨의 가족은 아버지는 알코올과 연관된 간경화로 사망했고, 형님은 음주 사고로 인한 사망,

다른 형님 한 명도 알코올 병동에 입원치료를 받고 있는 상태다. 그는,

> "아버지는 '남자는 한 잔씩 해야 한다' 라고 말씀하시며 음주를 권하는 분이었어요. 그 결과가 오늘에 이르렀죠. 제 아들에게는 나중에 술에 대해서는 교육을 시켜서 술 근처에도 못가게 하고 싶어요."

사실 H 씨의 아들은 지금 40대가 되었고 정신과 병원에서 반복적으로 입원치료를 받고 있다. N 씨의 아버지도 아들들이 자신처럼 술 문제로 죽거나 병들기를 원하진 않았으리라. 알코올 의존의 원인론에서 유전적인 조건이 매우 중요하게 작용한다. 즉 술을 잘 마시는 체질을 타고 나는 것이다. 또한 아버지의 음주행동은 아들에게 그대로 학습된다. 이리하여 알코올 의존은 대물림되는 것이다. 이들에게는 어려서부터 철저한 건강음주, 조절음주에 대한 교육이 요구된다 하겠다.

대학가의 환영회나 MT에선 해마다 폭음으로 각종 사고 유발

해마다 3월의 대학가에는 각종 MT와 환영회 행사를 치르면서 무절제한 폭음으로 인한 사고와 사망소식이 끊이질 않는다. 이들에 대한 분석은 신체적인 건강상태는 양호했지만 순간적인 과음이나 이로 인한 이차적인 행동이 요인이라는 분석이 많다. 즉, 갑작스런 사망, 충동적인 자살, 음주운전, 싸움이 난무한다. 이들에게는 되도록 음주 시기를 늦추고 '절주 캠페인' 을 통해

서 과음에 대한 위험성을 알리고 조절음주 또는 건전한 음주에 대한 정보를 제공하며 강압적인 음주 권유에 대해서 'NO' 라고 말할 수 있도록 가르쳐야 한다.

일반 사회인도 사실은 절제음주가 예외가 되는 것은 아니다. 대부분의 어른들이 절제음주(건강음주)에 대한 기준을 잘 이해하고 있지 않다. 과음이 너무나 만연되어 자연스러운 음주처럼 여겨지고 있기 때문이다. '좀더 자세히' 에 있는 건강음주에 대한 안내를 보자.

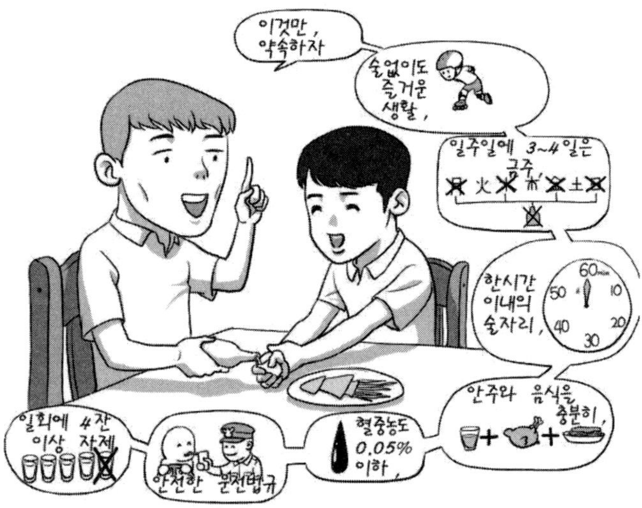
이것만,
약속하자
술없이도
즐거운
생활,
일주일에 3~4일은
금주
한시간
이내의
술자리,
60
10
20
30
40
50
안주와 음식을
충분히,
혈중농도
0.05%
이하,
안전한 운전법규
일회에 4잔
이상 자제

좀 더 자세히

건강음주에 대한 안내

- 건강음주는 개인차가 심하여 모두에게 똑같이 적용될 수 없기 때문에 다음과 같은 가이드라인을 제안하고 있다.

- 건강음주자는
  - 즐거운 생활의 일부로서 적은 양으로 가끔씩만 마신다.
  - 알코올 없이도 휴식을 취하고 생활을 즐길 수 있는 취미, 관심거리나 다른 방법을 가지고 있다.
  - 절주자이거나 비음주자인 친구들이 있다.
  - 음주하는 동안 안주나 음식을 먹는다.
  - 보통 한두(특별한 경우) 시간 이상 동안 마시지 않는다.
  - 보통 30분에 한 잔 이상 마시지 않아야 한다.
  - 혈중 알코올 농도 0.055%의 음주 한계를 초과해서는 안 된다.
  - 자신의 음주에 편안함을 느껴야 한다.(몰래 마셔서는 안 되고, 음주생각이나 음주계획에 많은 시간을 보내서는 안 된다.)

- 건강음주의 한계는
  - 지역의 음주와 운전에 관한 법규를 지킨다.
  - 자신이나 타인을 위험하게 할 수 있는 상황에서 음주하지 않는다.
  - 매일 마셔서는 안 되고, 주당 적어도 사나흘은 전혀 마시지 않는다.
  - 여자는 하루에 3잔 이상, 주당 9잔 이상 마시지 않는다.
  - 남자는 하루에 4잔 이상, 주당 14잔 이상 마시지 않는다.

절제음주 모임(MM) - 새로운 움직임

최근에 서구에서는 절제음주 모임도 생겨나고 있다. 이에 대한 배경은 대부분의 치료가 알코올 의존자에 집중되어 있고 조기의 문제 음주자들에게 도움을 주는 프로그램은 찾아보기 힘들다는 것이다. 그래서 절제음주(MM: Moderation Management) 모임은 인간본성과 사회의 공중보건의 관점을 강조하면서 알코올 문제의 조기 개입과 폐해 감소를 위해 요구되어지고 있다.

이런 절제음주 모임의 출현은 비용이 덜 들고, 시간이 덜 들고, 덜 집중적이며 완전 단주를 요구하는 것보다 참여율을 높혀주는 것으로 보고되고 있다. 문제 음주자의 열 명 중 아홉 명은 전통적인 치료를 좋아하지 않고 자기 의지로 조절하기를 선호할 뿐 아니라 중독자라는 말을 매우 싫어한다. 그러나 아직 국내에 소개되어 있지는 않다.

단, 이 모임은 다음의 전제 조건을 두고 있다

실제로 문제가 심각한 사람이나 절제음주가 안 되는 사람들이 절제음주를 하겠다는 것을 막기 위해서다.

첫째, 자신의 음주가 절제음주의 한계 내에 머무를 수 있어야 한다.

둘째, 술로 인한 건강문제, 개인생활, 가족문제, 사회문제, 직업문제, 재정문제, 법적문제가 없어야 한다.

아직도 조절음주하고 있는 중독자들의 뒷모습은

가족은 포기상태

K 씨는 건축 노동일을 하면서 생활한다. 그는 몇 번의 입원을 통해서 많은 토론도 거쳤고 교육을 받았다. 그러나 자신이 완전히 조절력을 잃었다는 데에는 동의하지 않고 있다. 그는,

> "저는 아직 일도 하고 건강해요. 내가 쉬고 있는 동안에 술을 좀 마시긴 했지만 쓰러진 적은 없어요. 저는 원래 술이 센 편이거든요. 갈등이 생긴 것은 아내가 저에 대해서 성실하지 않기 때문입니다. 아내는 제 말을 잘 들으려고 하지 않아요. 잠도 따로 자죠."

라고 말한다.

그러나 그의 부인의 말에 의하면 과거에 음주와 여자문제로 다투다가 심한 욕설, 협박 그리고 파괴적 행동을 일삼아 이제는 술 취한 듯한 목소리만 들으면 가슴이 두근거려 자리를 피하고 괜한 말싸움이 싫어서 대화조차 거부하며, 심지어 딸집으로 잠자리를 피한다고 하였다.

그는 아직도 술을 끊을 생각이 없다. 아마도 자신이 쓰러지거나 신체적인 질병이 심각하지 않기 때문일 것이다.

수년간 1년에 수차례씩 반복해서 입원

K 씨는 "저는 이삼일 동안은 참을 수 있어요. 내가 술을 마시고 문제를 일으킨다는 것은 알아요."라고 말하지만, 그는 10년

이 다 되도록 1년에 수차례씩 내과나 정신과에서 입원치료를 반복하고 있다. 조금씩 마시다가 결국엔 쓰러지는 것이다. 그러나 가족들도 이제는 대수롭지 않게 생각한다. 이미 K 씨의 행동에 중독되어 확실하게 술을 끊도록 요구하는 대신에 조절음주를 허용하며 술을 사다주고 있다. K 씨와 그의 부인은 완전하게 회복하려면, '술을 완전히 끊어야 한다' 는 생각에 미치지 못하고 있는 것이다.

이러다 죽으면 그만이지, 안 마시고는 못살겠다

J 씨는 조그마한 구멍가게를 운영하면서 매일같이 서너 병의 소주를 마셔와 간경화 진단을 받은 지 3년도 넘었다. 그는 몇 번이나 피를 토하고 치료를 받았지만 퇴원하면 퇴원하는 그날부터 단주가 아닌 조절음주를 꿈꾸면서 나름대로 줄여서 마셨다.

아내가 여러 차례 정식의 단주치료병원으로 안내를 했지만, 그는 전화상으로 아내를 협박하고 퇴원을 강행했다. 그는 "음주에 대한 선택은 제가 합니다. 죽을지라도 제가 죽습니다. 죽어도 좋습니다." 라고 소리쳤다.

결국은 아내마저 지쳐서 집을 나간 사이에 밤새도록 마시다 그대로 목숨을 잃었다고 한다.

조절음주가 안 되는 줄 알면서도 다시 조금씩 마셔지더라

"치료를 통해서 조절음주가 안 된다는 것을 많이 배웠지만 막상 지키기가 어려웠어요. 완전한 단주를 해야 한다는 것을 알지만 참기 어려운 스트레스가 쌓이게 되니까 조금씩 마셔지더라구요."

그는 이미 술을 입에 대면서 얼마 못가서 재입원해야 함을 직감했다고 한다.

다른 한 환우도 "집에서 너무 외로워지니까 차라리 마시고 입원해 버리자."라는 생각이 들더라구요. 그는 조절음주가 실패한다는 것을 알면서도 음주를 선택한 것이다.

조절음주를 꿈꾸는 것은 망상이다

4년째 단주를 하면서 새롭게 결혼하여 신혼생활을 잘 이어가고 있는 C 씨는 단호히 말한다.

"아직까지 중독자 중에서 조절음주를 하면서 건강하게 살아가는 사람은 보지 못했습니다. 한다고 한다면 그 사람은 아직 망상에서 깨어나지 못한 사람이지요. 결국 재발은 시간문제입니다. 남들은 재발이라고 생각하고 있을 때 자신은 조절해서 잘 마시고 있다고 항변할 수도 있겠죠."

조절음주에 대한 회복자들의 토론

회복자들 사이에 조절음주에 대한 토론 기회가 있었는데, 20여 명의 토론자들은 하나같이 조절음주를 꿈꾸다 몇 번씩 실패한 경험이 있다고 토로하면서 조절음주에 대해서 다음과 같이 언급했다.

- 일단 우리는 음주를 하게 되면 어느샌가 자신의 평소 음주습관대로 음주를 하게 된다.
- 평소에는 조금씩 마신다 쳐도 몹시 기분이 상하거나 감정이 상할 때는 많이 마시게 되면서 발동이 걸린다.
- 조절음주는 자기 스스로만 건강하게 마신다고 생각하는 자기-기만이다.
- 안 마시면 안 마시지 조금 입에 대고는 안 마시기가 더 어렵더라.
- 나도 정말로 끊지 않고 조절해서 마셔보려고 별짓을 다 해봤지만 결국은 안 되더라.

이렇듯 조절음주에 대해서 회복자들이나 많은 재발자들의 생각은 확연하다. 바로 '중독된 사람이 조절음주를 한다는 것은 망상' 이라는 것이다.

입원치료 후 퇴원한 환자들의 직접 또는 간접적인 접촉에서 아직도 단주하지 못하고 조절음주를 하고 있는 사람들은 이미 심각한 재발에 빠져 다시 강제 입원의 기회를 보고 있는 사람들, 가족들이 기대를 포기한 사람들 또는 이미 중요한 가족들이 주변에서 떠나가 돌봐줄 가족이 없는 사람들이었다.

끊어야 할 사람들이 조절음주를 꿈꾼다면 문제가 고착화되거나 악화될 수밖에 없다. 조절음주를 시도하려는 음주자들은 스스로 결정을 내리지 말고 자신의 문제에 대해서 좀더 객관적으로 평가받고 받아들여야 한다. 과연 조절음주를 해도 괜찮을 것인지!

조절음주에 대한 논란

대부분의 회복자들이 조절음주가 불가능하다고 보는 반면에, 몇몇 사람들은 한 번의 치료나 상담을 받은 후에 치료권 밖에서 조절음주를 하면서도 얼마간 또는 수년씩 문제없이 살아가고 있다고 주장하고 있다. 실제 주변에는 과음을 하면서도 치료없이 잘 살아가는 사람도 많이 있다. 그러나 중독은 진행성 질병이며, 지금 이들이 건강하다고 할지라도 언제 문제가 생길지 알 수 없는 일이며, 또한 누가 조절음주가 가능한 사람일지 예측할 수 있는 어떠한 가이드라인도 없다.

어떤 치료자가 심하게 중독되어 있는 알코올 의존자들에게 술을 마시면서도 건강한 직장생활을 유지하고 올바른 가족관계를 유지하고 살아가게끔 도와줄 수 있을까?

일부 절주 옹호론자들이 있는 것은 사실이다. 그러나 대부분의 치료자들은 알코올 의존치료에서 최종 치료 목표는 단주라고 보고 있다. 즉 바람직한 치료결과는 단주의 성취나 유지에 있다고 보고 있는 것이다. 일부 절주를 옹호하고 있는 치료자들도 신체적으로 건강한 초기 남용자나 단주를 받아들이지 않는 중독자들에게 하나의 대안으로 절주프로그램을 제공하는 것이지 정말로 그것이 가장 좋은 방법이어서가 아니다. 이들도 심한 신체적 손상이나 사회적 문제를 해결하는 데는 단주가 마지막 치료적 선택이라는 것에 이의를 달지 않는다.

08

술로 회피했던 삶의 문제들을 어떻게 해결해 가는가

08
술로 회피했던 삶의 문제들을 어떻게 해결해 가는가

술만 안 마신다면 다른 문제는 점차 사라질 거라고 말하지만 과연 말처럼 간단할까? 술만 마시지 않는다면 회복자들은 과연 온전한 생활을 영위할 수 있을까?

많은 회복자들은 술 문제의 이면에 다른 많은 문제들이 해결되어야 함을 알게 된다. 중독은 술 문제와 함께 심각한 여러 분야의 후유증을 포함하고 있다. 신체적인 건강과 동시에 불안과 우울로 위축된 내면의 세계는 자존감을 높이고 평온함을 되찾는 일이 필요하다. 가족과의 단절된 관계는 술만 마시지 않는다고 해결되지 않는다. 경제적인 어려움은 스스로 해결해야만 한다. 직접 해결해야 할 많은 일들이 기다리고 있다. 술은 끊었지만 그동안 술로 도망치고 미루어 뒀던 현실의 많은 문제를 술 없이 견뎌내고 해결해야 하는 과제가 기다리고 있는 것이다.

나는 삶이 힘겨울 때마다 술에 의지하다 약해졌다

어떠한 중독이든 그것은 현실을 회피하는 결과를 낳는다. 현실에 몰입되는 대신 술이나 약물에 취한다. 술에 취하지 않은 채 현실을 바라본다는 것은 '두려움' 바로 그 자체다.

> L 씨 "그동안 하는 일마다 승승장구 해왔던 지난 날들과는 달리 엄청난 고난이 순식간에 나를 덮쳐왔고 그 길은 끝이 없어 보였습니다. 그러나 나는 술을 벗 삼아 이 고난의 고통을 달래려 애썼습니다. 그 습성은 무섭게 변해 술에 의존하는 나약한 인간이 되어가고 있었고 순간순간의 고통들을 술과 함께 하며 사회생활을 유지하려고 발버둥치고 있는 어리석은 자가 되었던 것입니다.
>
> 그러던 중 술은 나를 헤어날 수 없는 늪 속으로 드디어 빠뜨려 버리고 말았습니다. 술에 나의 모든 것을 맡긴 채 사무실 일도, 임대업도 어떻게 되든말든 내동댕이치고 말았습니다. 남편과 아이들은 그 와중에는 아무 의미가 없었어요. 생각대로 일이 잘 풀리지 않았고, 채권자의 독촉전화, 채무자의 약속 불이행, 세입자들의 보증금 반환 요구, 은행에서의 연체 독촉 전화 등 하루 내 핸드폰 벨소리는 끊이지 않았고 내 몸과 마음을 달랠 수 있는 여유도 없었습니다. 아침부터 시작해 다음날 아침까지 24시간 술을 먹고 자고 또 술 먹고 자는 식이 되었죠. 술 없이는 이 험한 세상을 헤쳐 갈 용기도 없었을 뿐더러 모든 일들을 마냥 잊어버리고 싶은 간절한 마음뿐이었습니다."

술로 얻었던 것들을 술 없이도 얻어낸다

회복자들에게 술은 생활 전반에 관여하지만 그 사실을 인식하지 못한다. 회복자들에게 술이 자신에게 어떤 기여를 하고 있는지를 물었다. 그러자 그들은 자신이 술을 남용하기 시작했을 때부터, 술이 없을 때의 자신은 아무것도 아니었다는 것을 깨닫게 되었다고 한다.

> "술을 마시며 번거로운 심사를 잊었습니다. 점차 모든 일에 술과 함께 하였습니다. 나중에 술이 없이 무슨 일을 한다는 것, 취하지 않은 채 무슨 결정을 한다는 것은 두려움을 낳았습니다. 술이 없는 곳에서 무슨 일을 한다는 것은 막막하기 그지없었습니다. 트렁크에는 항상 술이 준비되어 있어야 했습니다. 아침에 출근하면서 술을 한 잔 마시기 시작하였습니다. 그런 세월이 지나면서 나는 나약해졌고, 비뚤어져 갔습니다. 세상은 두려움의 대상이 되었습니다. 나는 그럴수록 술에 취했습니다."

술로 얻었던 것들은 이제 사라졌다. 대신 술 없이 맨 정신으로 그러한 일들이 가능하도록 만들어 내야 하는 일들이 음주자들에게 남게 된 것이다.

단주 전

술을 마시고
좋은 시간을 가졌다.
자신감이 생겼다.
상처를 잊었다.
힘든 하루 일을 견뎌냈다.
갈등을 해결하고 화를 풀었다.
억눌렸던 말을 할 수 있었다.
숙면을 취할 수 있었다.
최고의 기분이 되었다. 행복했다.

단주 후

술이 없어도
좋은 시간을 가졌다.
자신감이 생겼다.
상처를 잊었다.
힘든 하루 일을 견뎌냈다.
갈등을 해결하고 화를 풀었다.
억눌렸던 말을 할 수 있었다.
숙면을 취할 수 있었다.
최고의 기분이 되었다. 행복했다.

지금부터는 술 없이 세상을 살아가는 방법들을 회복자들이 어떻게 찾아내고 익숙하게 해결하였는지 알아보자.

감정의 흔들림 속에서도 술은 마시지 않는다

회복자들이 공통적으로 말하는 것은 무슨 일로 술을 다시 마시게 되었다고 변명하는 일을 이제는 더이상 하지 않는다는 것이다. 아무런 번뇌가 없는 상황에서만 단주를 하겠다고 맹세를 한 것이 아니었다. 불행한 일도 내 삶의 일부분으로 받아들였다. 그러므로 어떠한 흔들림에서도 술은 마시지 않는다는 약속을 지켜 간다.

> "처음에 술 없이 즐거움을 느낀다는 것은 거의 불가능하였습니다. 나는 그래서 술 없이 즐거움을 찾는 방법을 배우기 시작하였습니다. 조금만 자극이 와도 술로 해결하고 싶었지만 그 충동을 참고 차츰차츰 술 없이 지내면서 일상의 기쁨을 조금씩 찾을 수 있었습니다."

> "나는 천천히 배워가고 있습니다. 술 없이도 불편을 점차 적응해 가는 법을…. 한 번 술을 마시지 않고 마음을 다스리기 시작하자 점차 술이 필요하지 않게 되었습니다. 오늘은 울적하고 내일은 힘든 날이 될 수 있습니다. 하지만 그럼에도 불구하고 술을 마시지 않고 견뎌내 볼 생각입니다. 마음이 편해져야 술을 끊는다는 것은 불가능한 일이죠. 그런 조건은 오지 않을 거라는 것을 알고 있습니다. 불편하면 불편한 대로 이겨내야 됩니다."

내 감정의 뿌리를 찾아낸다

문제를 직접적으로 해결하려면 우선 자신의 감정의 뿌리가 무엇이었는지 알아내야 한다. 자신의 감정을 파악했다면, 그 느낌이 왜 오는지를 관찰해 봐야 한다. 또한 어느 시점에서 술 충동이 온다면, 어떤 감정(가령 슬픔, 노여움 등)을 감추기 위해 술 충동이 오는지 파악해야 한다.

"난 무엇 때문에 화가 났는지 알지 못한 채 술을 마셨습니다. 알고 보면 불안과 슬픔에서 분노감이 생겨났어요. 난 원인을 모른 체 술을 마셨습니다."

"서두르지 말라고 했는데 많이 서두른 것 같습니다. 직장은 다녀야 되고 생활은 해야 되고 겁 없이 살았던 것 같습니다. 눈빛이 정상이 아니었습니다. 회복이 바로 된 것도 아니고 오랫동안 쌓인 분노, 인생에 대한 감정적이고 부정적인 중독이 더 깊어졌습니다."

온전한 생활(Living Sober): 분노와 같은 종류의 감정은 술에 취하게 싶게 만들고, 우리를 다 죽일 수 있다…. 두려움에서 분노심이 올 수 있다…. 좌절감 역시 분노심을 낳을 수 있다…. 정당한 분노야 말로 가장 다루기에 까다로운 문제일 것이다. (중략) 모든 분노심은 우리를 다시 술 마시게 하기 때문에, 이것은 우리에게는 자멸적인 존재이다.

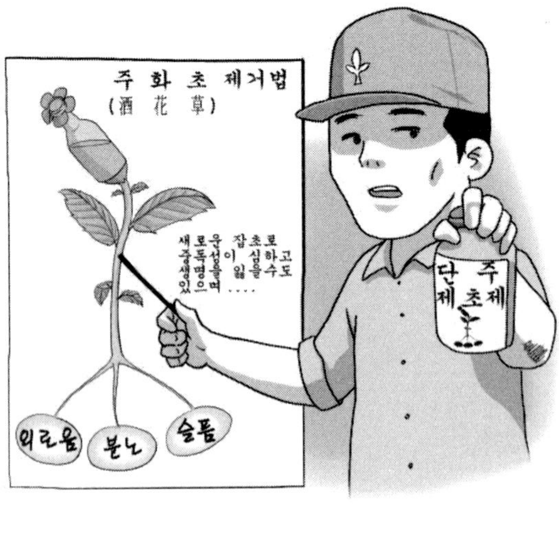

재발을 일으키는 가장 흔한 부정적인 감정이 분노이다. 분노감이 울컥 올라오면 과거의 그들은 즉시 술을 찾아 불편한 감정을 없애려고 하였다. 그러한 습관은 이후 즉시 해결되지 않는 일들을 마음속에 품고 차근차근 해결해 나가는 기능을 약화시켰다.

회복이 되려면 자신을 표현하라

알코올 의존자들은 내성적이고, 폐쇄적인 성격 특성이 있어 자신의 감정을 맑은 정신으로 표현하는 데 애를 먹는다. 그러나 치료를 하는 동안 동료들 앞에서나 치료자에게 자신의 문제를 털어놓거나 솔직히 노출하게 된다.

많은 회복자들이 회복을 정의할 때 '공유' 하는 것이라고 말한다. 다른 사람의 처지를 공감하면서 자신의 관점을 상대방에게 표현하는 일은 술 없이 사회에 적응하는 극히 중요한 기술이라 할 수 있을 것이다.

> "상처를 받지 않고 내 마음을 표현해 냈고, 그 사람이 표현하려는 것이 무엇인지 경청하려고 노력했습니다. 결과적으로 술 없이 갈등을 해결해 내는 일들이 가능해지고 있습니다."

작은 화라도 그때그때 표현하는 것은 일종의 큰일을 예방하는 방법이라 할 수 있다. 어느 날은 외로움이나 분노감으로 힘든 때가 있을 것이다. 그때, 회복자들은 이러한 감정을 오랫동안 품지 않으려고 적극적으로 대처해야 한다. 회복자들이 분노를 없애는 가장 좋은 방법은 분노감을 설명하고 표현하라는 것이다.

"더 커지기 전에 미리미리 표현했습니다. 화를 내는 게 아니라 그 기분을 설명해 주었습니다."

"깊은 숨을 몰아쉬고 잠시 쉬었다가 당사자에게 가서 말을 건넸습니다."

"누군가 지지해 줄 수 있는 사람에게 하소연을 하였습니다. 모임에 나가면 많은 협심자들이 위로를 해주었죠."

술 없이 문제 해결하는 법을 배운다

회복자들이 술을 끊기 시작한 이후 지속적으로 단주생활을 유지하기 위해 배우고 익혀야 하는 기술들이 있다. 즉, 어려운 문제를 적극적으로 해결하는 방법을 배우는 것이다. 가족의 소중함은 삶의 가장 소중한 가치가 되고 그들과 화합하고 보상하는 일이 제일 먼저 해야 할 일이다.

"술 없이 살기 위해 남편, 전 처의 아들과 효과적으로 지내는 법을 배워야 했습니다. 입원 기간 동안 자기 표현하기, 분노관리하기, 솔직한 의사소통하기 등을 배웠어요. 그리고 이 기술들을 아주 유용하게 적용하였습니다."

스스로 경제적인 활동을 개시하고 유지하는 일 역시 미루어 둘 수 없는 문제이다. 회복의 최종 목표는 건강한 독립이라는 것을 알고 있기 때문이다. 피곤하지 않게 조절하면서도 자신을 격려하고 성취감을 맛보는 일이 생겨날 것이다.

"될 수 있으면 문제가 해결되지 않은 상태로 놔두는 일이 없도록 문제를 그때그때 결정해서 처리하였어요. 질질 끄는 일만은 안해야 된다고 결정했지요. 당장은 불편해도 해결하는 쪽으로 가려고 했어요. 남겨둔 문제들이 나중에는 손도 못 댈 정도로 심각해져 술을 청할 거라는 것을 알고 있었으니까요."

"스트레스가 너무 큰 직업이 자신에게 해가 된다고 생각이 되어 1년 전부터 단순하면서도 스트레스가 없는 직업으로 바꾸는 데 성공을 하였습니다. 그리고 몹시 만족스럽습니다."

"일단은 가족이 좋아하니까요. 그게 보상이 되었어요. 힘들어도 얼마나 좋아해요. 얼마 안 되는 돈이지만 착실히 벌었습니다."

"나에게 보상을 해줬죠. 책도 사고, 맛있는 음식도 사먹고, 옷을 사입기도 했습니다."

다른 방법으로 스트레스를 해결한다

많은 회복자들이 술 대신 몰입할 수 있는 운동, 명상, 기타 이완 요법 등 확실한 취미 생활 하나쯤은 가지고 있다. 스트레스를 감소시키는 나름의 방법이다. 물론 기도를 하거나 종교 활동에 전념하는 것도 좋다.

"난 혼자 힘들어 하기보다는 누군가에게 이야기를 하고 충고를 받으면서 스트레스를 이겨냈습니다. 친구들과 여행을 떠나기도 했습니다."

"난 육체적인 활동으로 풀어냈습니다. 주말이면 산으로 달려갔습니다."

"음악을 크게 듣고 춤추는 것, 이보다 더 좋은 방법은 없었습니다."

술 없이 축하하고 기분을 만끽하는 법을 익히는 것도 필요한 기술이다.

"나는 기분이 좋을 때, 집 청소를 깨끗이 하고, 새로운 요리를 만들어 내거나 새로운 식당에 가보았습니다. 누군가와 재미있는 일을 하거나 꽃을 사서 테이블에 올려놓기도 했습니다."

"이 순간을 가장 빨리 망치는 길이 바로 한 잔 해버리는 일이라는 사실을 스스로에게 명심시켰습니다."

"난 술 대신 포도 주스로 건배를 했습니다."

"뛰고 노래 부르고 술 없이도 기분을 낼 수 있게 되었습니다."

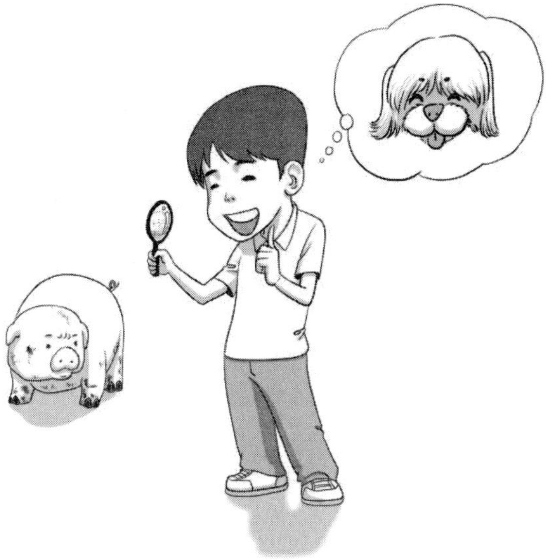

회복하는 사람은 긍정적으로 해석한다

회복자가 진정 회복이 되고 있는지를 바로 알 수 있는 최고의 잣대는 그가 얼마나 긍정적으로 변해가고 있는지를 보면 안다. 회복을 위해 노력하는 회복자는 최대한으로 긍정적으로 변해간다. 반대로 재발을 향해 후퇴하고 있는 사람들의 공통적인 특성은 부정적인 태도로 바뀌어 간다. 마음 안에 감사함이 사라지고 불만이 가득 찬다.

"회복되면서 나에게 온 제일 큰 변화는 사랑하는 눈을 갖게 되었다는 거죠. 이제 아름다운 것을 볼 수 있습니다. 술을 마실 때는 고운 눈빛을 못 보았습니다. 그 품에 안기려고 생각하지 않았습니다. 바르게 사니까 고운 모습, 따뜻한 품이 있더군요. 인생이 살 만하구나…, 멋진 인생이구나…, 죄책감과 후회는 적어지고 할 일이 많아졌습니다."

롤러코스터를 타듯 좋은 일이나 나쁜 일에 하루하루 적응하고 있다는 것이 이제 갈등의 회오리가 아예 없어진다는 것을 의미하는 것은 아니다. 술로 망가진 신체적, 정신적, 사회적인 폐해가 오랜 기간에 걸쳐 진행되었듯이 다시 회복되려면 이 또한 오랜 기간이 필요할 것이다. 그리고 가족들이나 회사 사장에게 다시 신뢰를 받기까지 몇 년이 걸리기도 한다. 성격적인 결함이 쉽사리 제거되는 것도 아니고, 어린 시절 받았던 상처가 회복되기까지 오랜 시간이 필요하다. 일부 회복자는 단주생활 동안 과거의 상처를 다루어야 했다.

결론적으로 술 없이 산다고 해서 그 빈자리에 좋은 일로만 꽉꽉 채워지는 것이 아니다. 하지만 이러한 굴곡이 많은 삶을 받아들여야 한다. 그런 와중에 회복은 점차 적응하며 진화하게 된다.

좀 더 자세히

회복자들이 맞서 싸워야 할 콤플렉스 두 가지

패배했다는 콤플렉스

성취와 연관되어 자신이 실패했으며, 이제 더이상 다른 가능성은 없다고 믿고 있는 신념. 특히 남성 알코올 의존자에게서 흔히 발견되며, 어려운 사업에 봉착했거나 은퇴 이후 급격히 음주를 하는 사람들의 마음속에 자리 잡고 있다. 배우자에게도 말하지 않고 혼자 자책하며 살고, 음주를 하며 백일몽을 꾸기도 한다. 그 백일몽 속에 자신은 현실에 없는 과거의 잔상에 불과하다.

사랑받지 못한다는 콤플렉스

자신의 배우자나 가족, 주위 사람들이 이제 더이상 자신을 사랑하지 않는다고 믿고 있는 신념. 특히 여성 알코올 의존자에게 흔히 발견되며, 최근의 이혼 위기나 가족 갈등, 남편의 외도 등으로 상처를 받은 이후 우울증과 함께 심각한 음주를 하는 사람들의 마음속에 자리 잡고 있다. 어린 시절의 사랑받았던 기억마저 편집하여 과거에나 현재나 미래에도 자신은 사랑받지 못할 것이라고 예언한다. 술에 취한 모습이 사랑스러울 것이라는 무의식의 기대감이 자리 잡고 있다.

재발을 통해 배운다

재발은 실패를 의미하지 않는다. 재발도 회복에 필요한 중간 과정이며, 많은 환우들이 재발을 통해 더 진지하게 부족했던 자신을 성찰하고 구체적으로 준비하는 계기를 갖게 된다. 하지만 진지한 성찰 없이 반복되는 재발은 만성숙고 단계에 머물러 성공적인 조절음주를 시도하며, 무기력한 현실 회피를 방관하게 된다. 그것이야 말로 실패를 의미한다.

회복자들도 수차례씩 재발의 역사를 가지고 있다. 어떤 사람은 바닥까지 떨어지고 난 다음에야 현실을 보게 된 사람도 있다. 하지만 그들의 공통적인 특성은 다시 과거처럼 돌아갈 수 없다는 통찰이 자리 잡고 있다는 것과 자신이 해야 할 일이 무엇인지 알고 있다는 것이다.

좀 더 자세히

재발에 임하는 자세

1. 재발을 배우는 과정으로 받아들이겠다.
2. 재발을 특별한 사건으로 간주하겠다.
3. 죄책감과 수치심을 덜기 위해 털어놓고 이야기하겠다.
   (그러한 감정들은 절망적이고, 지속적으로 음주를 하도록 할 것이기 때문이다.)
4. 재발을 촉발시킨 이유를 알아야 한다.
5. 음주를 할 때 난 무엇을 기대했던가?
6. 재발로 초래된 결과를 해결하는 계획을 세운다.
7. 조절할 수 있다는 것은 한순간에 날아갔다는 사실을 당신에게 말하라.
8. 단주에 전념할 당신의 의지를 새롭게 하라.
9. 회복 계획을 즉시 작성하라– 머뭇거리지 말고 지금 즉시.

재발을 막으려면 자신의 취약점을 파악한다

재발을 통해 재발에 취약한 점이 무엇인지 파악해 내고 대처하는 일이 중요한 회복의 관건이라고 말한다.

"나는 누구와 함께 있을 때는 정말 술 마시지 않을 자신이 있습니다. 하지만 혼자 외롭게 있을 때, 그때가 가장 유혹에 빠지는 때입니다. 그래서 마지막 퇴원 이후에는 혼자 있을 시간대에 AA를 나가거나 헬스 센터에 나가고 있습니다. 그 일은 효과가 있었습니다."

"어느 정도 단주를 하고 나면 마음속에 이제는 마셔도 면목이 선다는 소리가 들리는 듯 합니다. 슬슬 마실 준비가 이루어지죠. 그때부터 사람들의 나에 대한 태도에 대해 자꾸 부정적으로만 해석하게 되고 감정이 사소한 일에도 예민해져 갑니다. 어느 날 포기하겠다는 마음으로 술을 마셔버립니다. 이러한 일은 항상 반복되어 왔습니다. 지금 가만히 생각해 보니까 결국은 내가 해야 할 일을 힘들어 하게 되면 그렇게 시작되는 것 같습니다."

4년 만에 재발한 H 씨

"4년 동안 내 나름대로 단주를 잘 하고 있는 것으로 보였겠지만 난 일에만 빠져 살았습니다. 아내와는 이미 2년 전에 건너서는 안 될 강을 건넌 느낌으로 살았습니다. 부부생활도 없었습니다. 다른 일에 만족을 얻을 수 없었던 나는 오로지 일에서만 성취하는 기쁨을 느끼기 위해 살았고 남들에게 인정받기 위해 살아왔습니다. 다른 즐거움은 없었습니다."

좀 더 자세히

고스키(Gorski)의 회복의 발달 모델: 회복의 6단계

1. 전환기: 1단계를 시인하는 시기

중독이 진행되면서, 이 단계의 사람들은 연속적으로 조절음주를 가능토록 하는 다양한 노력을 하게 된다. 그러다가 결국 더이상 조절해서 마실 수가 없다는 것을 인정하면서 끝나게 된다.
이 시기에 단주, 단약을 하지 못하는 이유는 조절해서 마실 수 있는 어떤 방법이 있을 것이라는 믿음 때문이다.

2. 안정화 단계: 치료 초기, 배우는 단계

이 시기의 사람들은 신체적인 금단증상과 신체적인 질환을 치료해 나가게 되고, 음주 갈망이 일어나는 심리적인 조건화를 끊어가는 방법을 배우게 된다. 또한 치료를 받게 했던 위기를 안정화시키게 되고, 뇌기능 저하 현상을 파악하게 된다. 이 단계를 거쳐 장기간의 재활을 준비하게 된다.
이 단계에 있는 사람들은 아직 스트레스에 저항능력이 없고, 뇌기능 저하증상에 적응하지 못하며, 금단증상에 따라오는 갈망의 압력에 잘 대처하지 못한다. 치료에 많은 어려움을 겪게 되며, 자신은 회복이 불가능하다고 느끼게 된다. 스트레스가 쌓이게 되면 스트레스를 풀기 위해 다시 음주나 약물을 사용하려는 노력을 종종하게 될 것이다. 이러한 문제들을 제대로 극복하기 위해서는 6주에서 6개월의 치료 기간이 걸린다.
이 시기에 단주를 하지 못하게 되는 주된 요인은 역시 안정화 기술의 부족이다.

3. 초기 회복기

이제 술이 없는 생활 방식을 수립할 필요를 느끼는 시기이다.
술 마시는 친구들과 만나지 않게 되고, 협심자들과의 관계를 돈독히 하게 된다. 이 시기에는 회복에 기초한 가치관, 사고방식, 느낌들 그리고 행동들이 중독되었던 시기에 형성되어 있던 것들을 대체하게 된다. 이 기간은 1~2년이 걸린다.
이 시기의 재발 요인은 생활 스타일에 필요한 효과적인 사회적 기술과 회복 기술 부족으로 본다.

4. 중기 회복기

이 시기의 특징적인 모습은 균형잡힌 생활 스타일의 발전이라 할 것이다. 이 시기에 과거의 피해를 복구하는 법을 익히게 된다.
가족과의 관계를 재형성하게 되고, 새로운 직업 목표를 세우게 되며, 사회적인 즐거운 활동을 확대하게 된다. 회복을 지지해 주는 밀접한 보호 집단으로부터 정상적인 생활 스타일의 주요 흐름으로 이동하게 된다.
이 기간은 회복기술을 실제 생활 문제에 적용하면서 느끼는 스트레스의 시기이기도 하다.
이 시기 재발의 주요 요인은 실제 생활 문제에서 비롯되는 스트레스다.

5. 후기 회복기

생활의 만족을 지속적으로 방해하는 잔존하고 있는 성격적인 이슈들을 변화시키는 시기다. 전통적인 정신치료에서는 이를 '자기실현'이라 언급했다. 가족이나 동료들, 문화로부터 채택된 가치와 목표들을 다듬기도 하고 버리기도 하며, 실제 자기의 가치와 목표로 만들어 가는 시기다. 회복과정에 접어든 지 3~5년 안에는 이런 일이 나타나지 않는다.
이 시기의 주요 재발 요인은 해결되지 않은 어린 시절의 문제로부터 비롯된 스트레스이거나 기능적인 성격 스타일로 발전이 안 되는 경우일 것이다.

6. 유지기

지속적인 성장과 발전을 해나가는 평생 동안의 긴 기간이다. 이 시기에 생활의 위기를 감내해 내고, 기본적인 생활의 문제를 해결하며, 재발에 대항하여 방어를 잘 해나가야 한다.
중독의 생리적인 근간은 평생을 통해 지속된다. 어떤 식의 음주나 약물 사용은 병리 현상을 재활성화 시키게 된다.
이 시기의 주요 재발 요인: 지속적인 회복프로그램의 유지 실패 혹은 삶의 위기를 제대로 책임지지 못해서 발생하게 된다.

09

회복자들은 어떻게 오랫동안 단주 동기를 유지할 수 있을까

09 회복자들은 어떻게 오랫동안 단주 동기를 유지할 수 있을까

술을 끊고자 시도한 이후 첫 몇 개월은 단순한 의지로도 가능할 수 있다. 하지만 시간이 지나도 계속 해서 단주 상태를 유지하는 일은 분명 어렵다.

많은 회복자들은 어떻게 이러한 단주 상태를 유지할 수 있을까? 가장 쉽게 생각할 수 있는 일은 회복자들과 어울리거나 술 문제가 있는 다른 사람들을 돕는 일에 몰두하거나 위대한 힘에 의지하거나 지속적으로 모임에 나가는 일 등이다. 하지만 많은 회복자들이 말하는 지속적으로 동기를 유지하는 길은 "과거의 자신을 절대로 잊지 않는다."는 것이다. 이것이 가장 강력한 동기의 원천이다. 그들은 자신의 과거를 생생하게 기억한다. 술 마시던 시절의 안 좋았던 기억들과 함께 현재 단주 생활로 얻어지는 많은 보상을 함께 기억한다. 그 끔직한 과거를 현재의 행복과 바꾸고 싶지 않다고 스스로에게 말한다. 그리고 아직 자신은 회복이 끝난 게 아니고 '회복 중' 이라는 사실을 잊지 않으려고 한다.

K 씨의 이야기

나는 20대부터 40대 중반까지 하루도 빠지지 않고 술을 마셔온 사람입니다. 그리고 이제 단주한 지 14년이 다 되어가고 있지만 다음과 같은 일은 항상 기억하고 살아갑니다.

① 저녁마다 술에 쩔어 마침내 구토하고, 벌벌 몸이 떨렸던 기억들을 잊지 않는다.

② 술을 끊고 난 이후에 얼마나 내 삶이 달라졌는가를 잊지 않는다.

③ 딱 한 잔으로 단 한 번도 만족하지 못했던 것을 항시 기억한다. 조절이란 더이상 내게 해당되지 않는 일이란 것을 잊지 않는다.

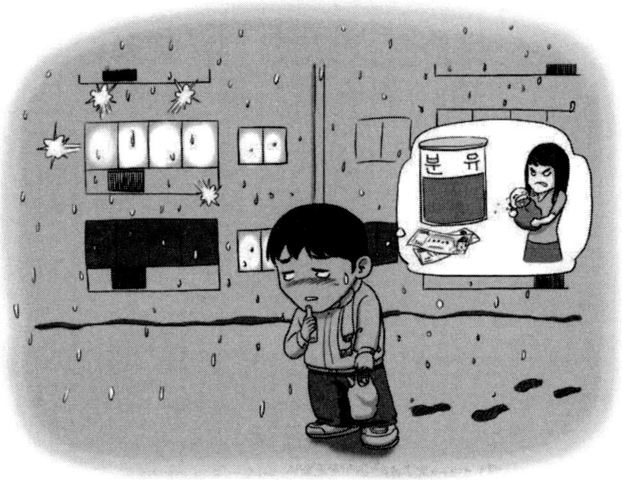

J 씨의 이야기

아내가 첫 출산한 후, 아이 분유 사오라고 준 돈을 가지고 밖으로 나갔습니다. 경제활동을 하지 못하는 우리 부부에게 그 돈은 얼마 남지 않은 돈이었습니다. 눈 내리는 날이었습니다. 하지만 나는 그날, 그 돈으로 소주를 사먹고 집을 들어가지 못했습니다. 아이의 분유대신 소주를 사마셨죠. 난 갈 데까지 간 것 같았습니다. 아내의 분노는 이혼을 결심하게 되었고 결국 이혼을 하였습니다. 저는 그런 놈이 된 것입니다. 난 그 일을 잊지 못합니다.

이렇게 자신을 발표했던 J 씨는 지금 8년째 단주 생활을 하고 있다.

좀 더 자세히

변화의 동기를 일으키는 요소들

1. 정서적 각성 Dramatic Relief

자신과 주위에 대한 통찰을 어떤 계기로 인해 일시에 떠올리는 방법으로 정서적으로 변화가 초래되기 때문에 효과가 지속적이고 영향이 크다.

- 영화를 보거나 연극을 한다(사이코드라마, 소시오드라마)
- 술 취한 모습을 비디오로 찍어 둔다.
- 미래를 현재 시점으로 바꿔 보는 상상력을 동원한다.
- 가족과 함께하는 모임을 갖거나 가족의 편지를 받는다.
- 상실을 가장한 애도반응을 갖는다(임종 체험 요법).

2. 자기 재평가 Self-reevaluation

- 가치관 명료화 훈련: "나는 지금 어디에 있는가" 대 "나는 어디에 있기를 원하는가?" 이 두 물음을 통해 술이나 약물로 인한 결과가 자신이 원하는 가치관과 일치하는지 알아본다.
- 사이코드라마, 역할 바꾸기(배우자나 부모, 사장의 역할을 하며 대화나누기)
- 과거의 고통스럽거나 어려웠던 상황을 상상하기

3. 결정의 균형 Decisional Balance

- 단주의 장점과 단점을 비교하여 어느 쪽이 이익이 큰지 결정한다.

4. 조절음주를 실패했다면 솔직하게 평가하게 한다.

좀 더 자세히

사람들은 왜 과감히 변화를 결심하기가 어려운가

1. 양가감정이 크다.

- 실패에 대한 두려움
- 새로운 자아에 대한 우려
- 그 동안 익숙했던 삶을 희생해야 한다는 점
- 당장 지금 익숙한 자아를 선호한다.

2. 마음이 열려야 한다.

- 새로운 적응 방식에 대해 더 자세하고 정확한 이해가 선행되기 전에는 행동에 들어가려 하지 않는다.

3. 자각의 수준이 높아져야 한다.

- 실행하기에 앞서 우선 문제와 해법에 대해 자각이 일정 수준에 도달해야 한다.

과거의 자신을 잊지 않는다

"어떻게 단주 동기를 지속적으로 유지할 수 있었죠?" 라고 회복자들에게 물어보면 그들은 한결같이 문제 음주자였던 시절을 잊지 않는다고 대답한다. 그들은 과거의 문제들을 아직도 선명하게 기억하고 있었다.

> "아침에 일어났을 때 낯선 곳에서 모르는 사람 옆에 나체로 누워 있었던 자신을 발견하면서 밀려오는 죄책감과 수치심을 잊지 않고 삽니다."
>
> "참을 수 없을 정도로 밀려오던 금단증상들…, 그리고 나를 압도했던 절망감…, 내 마음을 잃어가고 있다는 아니 어쩌면 이미 잃어버렸을지 모른다는 절망감을 잊지 않습니다."
>
> "길고도 고통스러웠던 금단증상의 터널을 마치 영화처럼 생생하게 잘 기억하고 있습니다."
>
> "집안 대대로 대물림되고 있는 유전의 지독함을 간직하고 있습니다. 할아버지도 아버지도 그리고 형제자매들까지 우리는 똑같은 술 문제를 되풀이 하고 있습니다. 나는 아버지가 술에 취해 포악해지고, 화내고, 상처 주는 말을 하며 지내던 모습을 너무 쉽게 닮아가고 있습니다. 심지어는 간경화까지 똑같이 발생하고 있었다는 것을 어느 날 깨달았습니다."
>
> "술에 취하면 어린 아들에게 너만 없으면 내 인생이 이렇게 안 되었다며 죽어버리라는 말과 함께 불쌍한 그 아이를 때리곤 하였습니다. 그러다가 내가 그 애에게 큰 상처를 주고 있었다는 사실을 깨달았습니다. 술 생각이 날 때마다 항상 이 일을 떠올립니다."

취하지 않은 이 삶이 얼마나 행복한가를 망각하지 않는다

회복자들이 여전히 순수한 단주 동기를 유지하는 방법 중 두 번째 방법은 취하지 않는 삶이 얼마나 행복한가를 알고 있고 이를 한 잔으로 바꾸고 싶지 않다는 것이다.

> "내 스스로 나의 단주 역사를 축하해 줍니다. 단주한 이후 나는 충만되어 있고, 마음이 부자가 되었습니다. 이러한 일은 나에게 긍정적인 강화를 일으킵니다. 현재 난 여전히 살아 있고, 내 옆에 아내와 끔찍히도 소중한 두 아이가 있습니다. 이제 더이상 금단증상은 없고, 난 내 일을 더 잘해나갈 것이며 더욱 건강해질 것입니다."

> "대학생과 회사원인 아들과 딸이 일찌감치 귀가하여 술 마시지 않고 지내는 나를 보며 즐거워합니다. 내가 술 마시지 않는 일이 이토록 아이들을 행복하게 하는지 몰랐습니다. 나는 이제 더이상 이 행복을 깨고 싶지 않습니다."

많은 회복자들은 회복으로 인해 사랑하는 사람들과의 관계를 찾을 수 있었다는 것에 대해 진정으로 행복해 한다. 이러한 일은 지속적으로 동기를 유지시키는 소중한 요소라 할 수 있다.

마지막으로, 강력한 동기 유지 요소 중의 하나는 단주 생활이 자신 스스로를 훨씬 더 긍정적으로 느끼게 만든다는 것이다. 많은 회복자들은 음주 시절보다 자신을 더 신뢰하게 되고 자존감이 좋아졌으며, 행복해졌다고들 말한다. 더 건강해지고, 풍요롭고, 더 평온해졌으며 더 많은 기회를 갖게 되었다고 말한다.

"단주생활이 더 없이 좋습니다. 스스로 나를 존중하게 되었습니다. 더 합리적으로 결정하게 되었고, 정말 즐겁고, 아무런 죄책감도 일어나지 않습니다. 나뿐만 아니라 다른 사람들에게도 떳떳하게 접근하고 있습니다."

"회복이 완료되었다" 대신 "영원히 회복이 진행되고 있는 중"

동기를 유지하는 회복자들은 비록 오랫동안 단주 생활을 유지하고 있을지라도 스스로를 완전히 치료가 끝났다고 보지 않는다. 아직 회복되고 있는 중이라고 말한다. 방심하지 않고 자신의 회복계획을 실행하고 있다는 것이다.

"술 마시고 싶어하는 생리학적인 충동이 죽을 때까지 없어지지 않는다고 믿고 있습니다. 내가 방심하고 살면 언제라도 과거로 돌아갈 수 있습니다."

온전한 생활(Living Sober 당신이 진실로 잘 지내기를 원한다면 우리는 알코올 중독이라는 어쩔 수 없는 사실을 잊어버리지 않으려고 노력하는 것이요, 우리는 알코올 중독을 자기의 육체적 특징(가령 신장이나 안경의 필요, 혹은 알레르기 체질)으로 받아들이는 것이다. 그래서 우리는 단순하게 오직 오늘 첫 잔만을 피한다는 생각으로 시작함으로써 고통스럽지 않고 안락하게 생활하는 방법을 알 수 있다.

오랫동안 단주 모임에 참석한다

회복자들은 병원 치료와 함께 여러 단주 모임의 도움도 음주를 포기 못하는 시기에나 단주 실천에서도 긍정적인 영향을 받는 것으로 진술한다. 특히 단주 초기부터 단주 모임의 참여가 필요하고 재발의 위험이 있을 때, 자신감이 상실되었을 때, 음주환경에 놓여 있을 때 등의 어려운 상황을 극복하기 위하여 단주 모임에 참여하여 힘들었던 부분을 개방할 수 있는 기회를 갖는다고 한다. 이 모임에 참여하여 동료의 경험담을 듣고 자신들의 문제를 해결하였다면서 회복 과정 중이라고 할지라도 늘 초심의 마음을 유지하기 위해서는 단주 모임에 더 적극적이어야 한다고 강조하였다.

단주 모임에 오랫동안 참석할수록 단주 기간이 그만큼 길어질 거라고 믿고 있다. 하지만 많은 회복자들 중 정규적으로 참석하고 있는 경우는 절반에도 못 미쳤고, 많은 사람들이 다른 모임에 나가거나 필요할 때 가끔 가고 있다고 말하였다. 일부 회복자는 단주 기간이 몇 년째 이어지면서 모임에 나가지 않고도 평온함을 유지할 수 있게 되었다고 말한다.

아직까지 단주 모임에 참석하고 있는 많은 회복자들 중에 일부는 그들보다는 다른 사람을 돕기 위해서 참석한다고 밝혔다.

주변환경에 유혹당하지 않는다

평소 술에 노출될 수 있는 곳을 피하든지, 음주 충동을 자극할 수 있는 어려운 상황을 미리 피하는 것도 동기를 유지시키는데 도움이 된다. 특히 단주 생활을 이제 막 시작한 사람들에게는 이 방법이 도움이 될 것이다. 하지만 오래된 회복자들이 아직도 그런 습관을 자신의 생활 속에서 실천하고 있다.

> "당신은 즐겨 찾는 곳이나 어울리는 친구들, 그리고 즐기는 일까지 술과 관련 없는 것으로 바꾸는 게 좋습니다. 나는 집으로 돌아가는 길조차 바꿔 다른 길로 가고 있습니다."

> "단주 초기에는 오랫동안 술친구를 상당 기간 만나지 않았습니다. 친구들과 식당이나 술집을 가는 일은 유혹될까 두려워 일부러 피하곤 하였지요."

그래서 많은 회복자들이 단주 초기의 힘든 시간들을 보내기 위한 특별한 전략은 다음과 같다.

❶ 과거의 음주하던 시간대를 효과적으로 활용하기

많은 회복자들이 음주를 대신할 만한 활동을 대안으로 찾아내었다.

- "나는 하루에 5km씩 걸어 다녔습니다."
- "난 도서관도 다니고, AA도 다니고 요리도 배웠습니다."
- "나는 그 시간에 수많은 빨래와 청소를 해댔죠."
- "매일 저녁에 체육관 가는 일을 빼먹지 않았습니다."

❷ 술로 함께 했던 사회 활동을 술 없이 잘 해내기

단주 초기 때만이 아니라 오래된 회복자들도 음주 유혹이 될 만한 상황에 자신을 시험하게 하지 않는다는 사실은 흥

미롭다. 술자리는 될 수 있는 한 피했고 대신 단주 모임에 참석했고, 바쁘게 살려고 했으며 술 대신 오렌지 주스나 사이다를 즐겼다. 술이 주목적인 자리는 최대한으로 피한다는 것은 공통적인 규칙이었다.

❸ 술 친구들을 관리하기

회복자들 중 4분의 1은 과거의 술 친구들 대신 술을 좋아하지 않는 새로운 친구를 사귀었다. 어떤 사람은 그 술 친구들을 피해 이사를 가기도 했다.

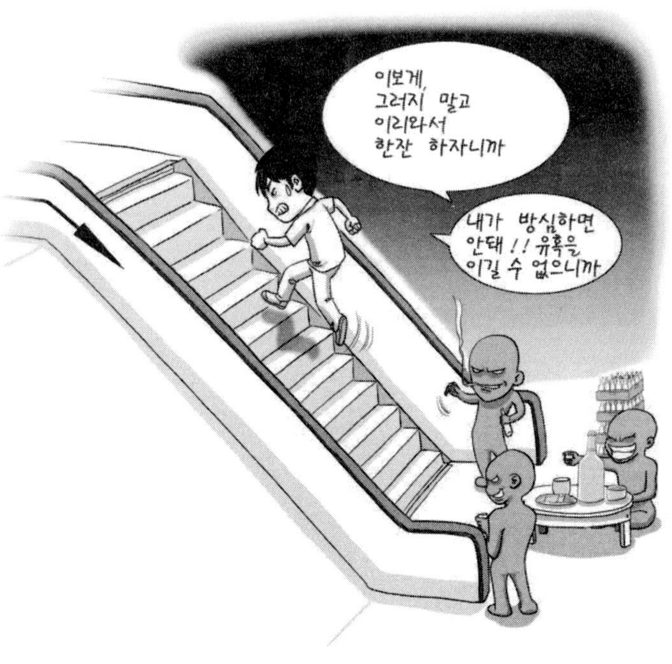
이보게, 그러지 말고 이리와서 한잔 하자니까
내가 방심하면 안돼!! 유혹을 이길 수 없으니까

"술을 끊기 시작하고 나서 깨달은 사실은 내 주위에 술 친구 외에는 친구가 없다는 사실이었어요. 친구들은 내 단주 결심을 시험하기 일쑤였습니다. 점차 내 결심이 단단하다는 사실을 알기 시작하면서 내 주위에 술 친구들은 사라지기 시작했습니다. 그래서 한동안은 직장에서나 어디서나 마치 이방인이 된 기분이었습니다."

술 친구와 작별하는 일은 회복의 필수 과정일 수 있다. 특히 배우자의 음주도 각별히 해롭다. 주위에 도처에 술 마실 만한 위험이 도사리고 있어 방심하면 음주하기 십상이다. 재발의 3대 요인 중에 하나가 술을 권하는 자리에 참석하는 일이다.

❹ 집 안에 있는 술을 관리하기

집 안에 술을 마시는 사람이 있다는 것은 대단한 유혹에 해당된다. 그 사람에게 적어도 술에 취하거나 집에서 술을 마시는 일은 삼가달라고 요청하는 일이 필요하다. 냉장고 안 생수 옆에 소주나 맥주 혹은 과실주를 보관하는 일도 바람직하지 않다. 많은 회복자들이 집 안에 어떠한 술 종류도 보관하지 않는다고 한다.

좀 더 자세히

단주를 유지하는 단계의 특성

유지단계의 목표

- 지속적으로 변화를 유지한다.
- 다양한 영역의 변화를 삶의 양식에 통합시킨다.
- **특징**: 다양한 문제들을 해결할 수 있는 가장 생산적인 시기로서
  부부 간의 갈등을 해결하고,
  오랫동안 유지되어온 낮은 자존감을 긍정적으로 끌어올린다.
  어떤 내적인 두려움이나 불안을 해결하고
  과거의 학대받은 경험이나 원가족 내의 문제를 해결한다.

유지단계에 있는 사람들이 사용하는 변화의 기술

- **역조건화**: 건강치 못한 것에서 건강한 행동으로의 대치.

  예 즐거움을 위한 술자리 회식 대신 볼링장에서 단체게임을 즐기기.

- **자극통제**: 자극단서를 회피하거나 변화를 줌으로써 문제 행동을 줄여나간다.

  예 삼겹살 회식은 술 생각이 나므로 피한다.

- **자기-해방**: 자신이 해왔던 영역을 벗어나 새로운 역할을 수행.

  예 늘 도움만 받던 입장에서 남들에게 봉사하는 역할을 가져본다.

- **강화-관리**: 그동안의 단주 성취에 대한 보상을 함으로써 단주를 계속하도록 한다.

  예 한 달 단위로 단주를 성공할 때마다 단란한 가족 회식을 한다.

10

회복하는데 영성이 도움이 되는가

10 회복하는데 영성이 도움이 되는가

알코올 의존 상태를 회복자들은 영적인 상태와 거리가 먼, 제정신이 아닌 상태였다고 말한다. 제정신이 아닌 상태에서 아무리 노력해도 끊을 수 없었는데 끊을 수 있었던 것은 영적인 힘으로 밖에 설명이 안 된다고 이야기한다.

G 씨(40대 말의 여성, 9년째 회복)

"제정신이 아니었다. 눈빛이 정상이 아니었다. 회복이 바로 된 것도 아니고 오랫동안 쌓인 분노, 인생에 대한 감정적이고 부정적인 중독이 더 깊었다."

J 씨(50대 초의 남성, 2년째 회복)

"오랫동안 안 마셔야겠다는 노력이 허사로 돌아갔는데, 병원을 오게 되고 회복자 모임에 참석하면서 술을 끊게 된 것이 영적인 힘으로밖에는 설명하기 힘든 것 같다."

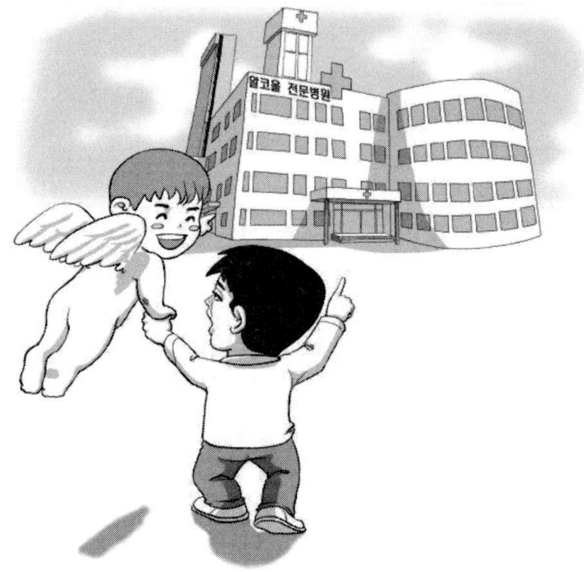

B 씨(40대 중반의 여성, 2년 6개월째 회복)

"단주 모임도 첫날 와서 처음 본 사람들에게 나도 모르게 모든 상처를 까발리고 싶더라. 그것이 나는 큰 힘이었다. 진짜 영적인 힘이 있어서 부끄럽지 않게 아프지 않게 털어놓을 수 있었다."

회복의 과정에서 회복자들이 도움을 받은 영적인 내용을 구체적으로 물어본 결과 도움이 되는 영적인 내용이 개인마다 약간의 차이가 있었고 회복의 단계마다 영적인 내용에 변화가 있었다.

중독 상태

중독 상태는 마음의 상처로 인해 마음이 닫혀져 술이 유일한 친구인 상태이다. 회복자의 말에 의하면 누구의 말도 듣지 않는 제정신이 아닌 상태다.

G 씨

"알코올 중독자는 그 무엇으로도 채울 수 없는 허전함이 있다. 그 허전함을 술로 채웠던 것 같다. 술에 중독이 안 되었다면 그 허전함을 채우기 위해서 다른 무엇인가에 중독되었을 것 같다. 술 없으면 죽었을 것이다. 술 끊기 시작해서 3년 동안은 제정신이 아니었다."

B 씨

"술을 마시는 것이 나 때문이 아니라 가족들, 주위의 문제로 보았다. 아무도 내 말을 들어주지 않고 나를 이해해 주지 않는다고 생각했다. 술이 유일한 둘도 없는 친구였다. 술이라도 없었더라면 죽었을 것이다. 술이 유일한 돌파구였다."

L 씨

"술을 마시고 싶은데 마실 돈이 없었다. 술이 너무나 마시고 싶어서 생각해 보니 아들의 한 달 버스비 2,000원이 생각났다. 아들에게서 돈을 뺏어서 술을 마셨다. 그런 내 모습이 비참해서 또 술을 마셨다. 계속 술을 마시다 보니 20kg이 빠지고 중환자실에 입원하게 되었다. 의사 선생님이 보호자에게 죽을 수 있다고 이야기하는 것을 들었다. 시간이 지나 퇴원했는데 또 술을 마시게 되었다."

보호자

"방문을 걸어 잠그고 식사도 하지 않고 술만 며칠을 마신다. 술을 마시지 말라고 하면 물건을 던지거나 욕을 하고 밤새 안 자고 사람을 괴롭힌다. 그렇게 몇 년을 지내다 보면 포기하는 마음이 생긴다. 병원에 온 것은 마지막으로 치료라도 한번 받게 해보자는 마음으로 왔다. 안 되면 다른 가족이라고 살아야 되니까 포기할 수밖에 없었다."

술 문제를 인식하는 계기들

자신이 술 문제가 있다고 느껴, 스스로 병원을 찾게 하고, 강제로 입원한 경우에도 자신의 술 문제를 인정하게 되는 계기가 되는 영적인 힘은 무엇일까?

알코올 의존의 진행단계에 따라 치료환경을 얼마나 빨리 접하게 되느냐에 따라 자신의 술 문제를 인식하는 계기가 달랐다.

알코올 남용, 알코올 의존 초기

A 씨

"술을 폭주한 후에 필름이 끊겼다. 요즘에 자주 그런다. 실수도 한다. 이러다가는 큰일나겠다는 생각이 들어서 병원에 왔다."

병의 초기에는 자신의 문제를 빨리 인식하고 병원을 찾는다. 아직은 자신의 문제를 객관적으로 볼 수 있기 때문이다. 또한 자신이 이렇게 살아서는 안 되겠다는 생각이 들면서 병원을 찾는다.

알코올 의존 중기(중독), 외래에 와서 상담받고 모임에 참가하면서 2년 이상 단주

B 씨

"스트레스를 술로 풀다 보니 아이들 학부형 모임에도 나가지 못하고 집안일도 거의 못하게 되었다. 아이들이 엄마가 술 마시는 모습을 보기 싫으니까 집에 들어오기도 싫어했다. 술 문제가 있구나 느꼈다. 엄마로서 이렇게 살아서는 안 된다고 생각했다. 하지만 끊을 생각은 하지 못했다 줄여 마셔야겠다고 생각했다. 하지만 줄여 마신다는 것이 안 되더라."

B 씨는 술을 마시는 어느 순간 예전에 자신이 생각하던 엄마의 모습과 너무나 거리가 멀어진 자신을 뒤돌아보게 되었다. 자신이 이렇게 살아서는 안 되는 괜찮은 사람이었다는 인식이 중독 상태 중 간간히 생기게 되었다. 하지만 알코올 의존에 대한 지식이 없었기 때문에 술을 줄여 마시려고 했다.

자의반 동의반 입원한 경우

타 환우를 통해서 자신의 모습을 보고 자신의 술 문제를 인식한 경우

SK 씨(40대 중반의 남성, 2년째 단주)

"나와 똑같은 분을 본 거예요. 알코올 중독자하면 노숙자나 성격파탄자에서나 나타난 줄 알았는데, 저분이 알코올 중독이라고 하면 나도 알코올 중독이 맞겠구나 생각이 들더라고요. 좀더 일찍 알았더라면 하는 마음이 많이 들어요."

입원 후에 스트레스 감소만으로 자신의 문제를 인식한 경우

K 씨

"술 마시는 것이 불편했다. 불편하지만 마시게 되었다. 병원에 입원해서 잠도 잘자고, 밥도 잘먹고 마음이 편해졌다. 그러면서 내 술 문제를 보게 되었다."

술의 무서움을 안 후에 자신의 술 문제를 인식한 경우

J 씨

"술 마시게 되면 치매가 온다는 것을 알게 되고 실제로 입원해서 사람도 못 알아보고 대소변도 못 가리는 것을 보면서 더 이상 술 마시면 안 되겠다고 생각했다."

술이 병이라는 것을 아는 것만으로 술 문제를 인식한 경우

C 씨

"밖에 일이 너무 혼란스러웠다. 입원해서 알코올 중독이 병이라는 강의를 듣고 술 문제가 해결될 수 없는 문제라고 포기했는데 할 수 있겠다는 희망이 생겼다."

초반에 환자에게 지쳤다가 알코올 교육으로 보호자가 협조한 후 치료가 된 경우

S 씨

S씨는 술을 마시면 부인을 구타하기도 하고, 한번 술을 마시면 식사도 하지 낳고 매일 마셔서 가족에 의해 입원하였다. 부인은 환자의 술 문제로 인해 큰아들 집으로 가게 되었다. 자식들은 환자에게는 어머니가 가출했다고 하고 환자가 치료를 받으면 돌아온다고 하며 입원시켰다. 처음 2주간 환자는 자신은 술 문제가 없고 아내가 문제라고 치료를 받아들이지 않았다. 퇴원 시켜달라고 하고 프로그램도 참여하지 않았다. 자식들이 돌아가면서 매주 면회를 와서 치료 받기를 권유했다. 하지만 환자는 퇴원만 시켜달라고 하고 아내가 문제라고만 하였다. 가족에게는 퇴원 요구를 했지만 시간이 지나고 가족들의 면회 횟수가 증가하면서 프로그램도 참여하였다. 한 달 반쯤 되었을 때 아들이 서울에서 내려와서 아버지를 다시 한번 설득했다. 아들이 자신의 아들(환자의 손자)이 아픈데도 아버지가 아들보다 더 중요하기 때문에 내려왔다고 했다. 이후 환자는 치료를 받아들였고

1단계 발표를 통해서 자신의 술 문제를 인정하고 현재는 자신이 없지만 끊어보도록 노력하겠다고 했다.

치료자의 개입이 중요했다. 부인은 처음에는 연락도 되지 않았다. 보호자에게 치료 과정을 설명하고 치료하기 위해서는 보호자의 알코올 의존에 대한 이해가 필요하고 매주 면회를 통해서 변해버린 환자의 모습에 안타까워하는 마음과 치료받기를 설득하는 것을 강조했다. 부인과 자녀들이 매주 면회를 와서 설득하고 회복되기를 바라는 마음을 전달했다. 신체적인 회복과 정신적인 회복이 되면서 가족의 사랑을 인식하고 자신의 가치를 재평가하게 되면서 자신의 술 문제를 보게 되었다.

이렇게 살아서는 안 되는 괜찮은 사람이었다는 인식이 여러 차례 쌓이면서 치료환경을 찾게 되었다. 나는 중독에 걸려서 비참하게 살아서는 안 되는 괜찮은 사람이었다는 인식을 얼마나 빨리 하느냐가 자신의 중독 문제를 파악하게 되는 계기가 되는 것 같다. 괜찮은 사람이다는 영적인 인식이 자존감을 높이고 자신의 중독문제를 보게 하는 것이다. 회복자들은 자신들이 적절한 치료환경에 연결된 것은 영적인 것으로 밖에는 설명이 안 된다고 한다. 회복된 후에 회복자들은 치료환경에 연결되어서 새롭게 태어났다고 한다.

중독 상태를 인식한 후에는 줄여 마시는 것을 생각하는데 끊어야겠다고 생각하는 영적인 계기는 무엇인가

인식하는 것만으로는 부족하다. 끊는 결심을 하는데 어떤 영적인 힘이 필요할까.

B 씨

"술 문제가 있구나 느꼈어요. 하지만 끊으려고 하기보다는 줄여 마시려고 했어요. 줄여 마시려고 하다가 폭주하게 되고 그러기를 반복했어요. 그후 5년이 지나서야 병원에 왔어요. 끊어야겠다고 생각은 하는데 자신감이 없었어요. 그래서 끊을 결심을 하지 못했어요. 상담을 받은 후 약을 먹고 여성 모임에 참석하였어요. 모임에 참석하여 단주서약서를 쓸 때 그 짧은 시간에 많은 생각을 했어요. '술 안 마시고 나올 수 있을까.' 자신이 없었어요. '수요일 날 모임이니까 수요일 날 저녁에 마시고 일요일까지 마시고 오면 될 거야. 아무도 모를 거야.' 하면서 뻔뻔하게 단주서약서를 줬어요."

K 씨

"동료 환우가 1단계 발표를 하는데 나와 똑같은 생각을 하고 있었다. '나가서 막걸리 한 잔만 마셔야지.' 속으로 참 우스웠다."

끊을 결심을 어떻게 하게 되는가

H 씨

"술이 병이라는 것을 알고 제대로 치료하면 나을 수 있다는 것을 알게 되면서 치료를 받아들이게 되었다. 내가 치료받지 않으면 남편은 물론 딸과 아들도 볼 수 없을 것이라는 생각이 들면서 이렇게 살아서는 안 되겠다는 생각으로 술을 끊기로 결심하게 되었다. 하지만 얼마 지나지 않아서 또 마시게 되었다."

Y 씨

"술을 끊게 된 계기가 된 것은 2년째 되던 해에 받은 충격 때문이었어요. 스스로 해볼 건 다 해보고도 안 되서 포기를 했어요. 아들이 대학 시험에서 전체 수석을 했는데 내가 아들보고 술 사오라고 했어요. 아들이 하는 말이 '맨날 술이나 쳐먹고…' 욕을 하더라고. 내가 싱크대에 있는 부엌칼로 죽이려고 했지요. 이놈이 놀래서 도망가더라고. 그때 칼을 드는 내 자신을 보고 이렇게 살아서 뭐하나 생각이 들대요. 설움이 복받치고 정말 술 못 끊나 하는 생각이 들더라고요. 그때 원장님께 전화했어요. 술을 끊고 싶어서 스스로 입원하고 싶다고. 열네 번째 입원이었어요. 정말 끊어보고 싶다는 생각이 진심으로 들었어요."

술을 끊지 않고서는 자신이 죽을 수도 있다는 두려움과 가족과 헤어질 수밖에 없다는 절박감이 병원을 찾게 하고 술을 끊는 결심을 하게 만든다. 절박감을 느낀 후에 병원에 입원해서 몸과 정신이 회복이 되고, 교육을 통해 술의 무서움을 알게 되며, 자신감이 생기게 되면서 끊을 결심을 한다.

K 씨

"술로 인해 불편했던 것(불면증, 숙취, 멍한 느낌)들이 해소되면서 술이 병이라는 교육을 받고 다른 알코올 의존자의 모습에서 자신의 모습을 보면서 술로부터 신체와 정신이 회복이 되면 안 마실 수 있겠구나 생각이 들었다. 두 달째 접어들면서 조절이라는 것이 힘들겠구나, 끊어야겠구나라는 생각이 들었다."

C 씨

"병원에 입원해서 2주는 장기 두고 당구치고 지내면서 편안하게 지냈다. 밖에 일이 너무 힘들어서 그때는 입원하는 것이 편했다. 2주쯤 지나서 지루해지니까 상담사가 두 가지만 하라고 했다. 일기를 쓰라는 것이다. 한 줄이라도 좋으니까 감정 위주로 하루를 돌아보면서 일기를 쓰라고 했다. 또 한 가지는 빅 북을 하루에 다섯 장만 읽으라고 해서 처음에는 그냥 했다. 돌이켜보니 그 두 가지를 지금까지 해온 것이 도움이 많이 되었다. 두 가지를 계속하다 보니 마음이 편해지고 병에 대해 잘 알게 되고 위기를 잘 넘기게 되면 회복될 수 있다는 자신감이 생겼다."

B 씨

"하루아침에 단주가 되는 것이 아니다. 처음에는 치료자가 하라는 것을 하다가 점차 습관이 되고 확신으로 자리 잡게 된다. 술을 끊으려고 하지만 자신감이 없다. 하지만 매일 일기를 쓰면서 자신을 돌아보고, AA 책자와 알코올 책자를 읽으면서, 모임에 나오면서 조금씩 자신감이 생기고 할 수 있구나 하는 마음이 들고 확신으로 자리 잡는다."

치료자나 회복자의 권유로 병원에 오면서 중독적인 생활에서 건강한 생활을 하는 작은 시도가 이루어진다. 자신을 돌아보는 작은 시도들, 즉 일기를 쓰거나 명상을 하거나 독서를 하면서 모임에 참석하면서 건강한 습관들이 조금씩 쌓이게 된다. 이런 작은 시도들이 쌓이면서 조금씩 노력하면 될 수 있구나 하는 자신감이 조금씩 생긴다. 진실로 원하고 갈구하고 노력하면 얻을 수 있다는 영적인 믿음이 술을 끊기를 결심하게 하는 영적인 힘인 것 같다. 하루하루 조금씩 노력하면 결국은 원하는 것을 얻을 수 있다는 믿음이 술을 끊을 결심을 하는 영적인 힘인 것 같다.

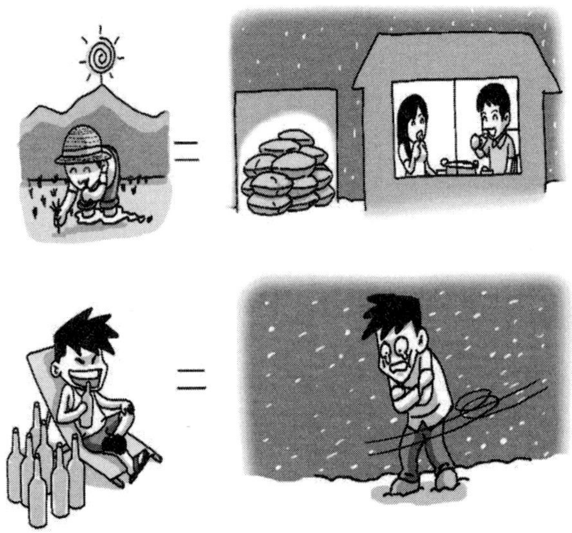

모임에서 도움받을 결심을 어떻게 하게 되는가

끊을 결심만 하고 혼자서 하는 경우는 재발하는 경우가 대부분이다.

중독 상태를 인식한 후에,

① 끊어야겠다고 생각하는 것으로 끝나는 경우, 즉 혼자서 단주하겠다고 하는 경우와

② 온전한 생활, 단주 생활을 지속하는데 시간과 노력을 할 것을 결심하는, 즉 모임을 통해서 회복할 것을 결심하게 되는 영적인 차이는 무엇인가.

모임에 나와서 속마음을 털어놓고 편안해지는 경험을 하는 것이 중요하다.

B 씨

"모임에 나와서 나의 아픈 곳을 털어놓고 나니 날아갈 것 같은 기분이 들었다. 모임에 나오면 스트레스가 풀리고 예방주사를 맞는 기분이다."

"모임에 나오면 회복자들이 자신의 모습을 봐 준다.
선배들이 코치를 해준다. 미리 준비를 하게 된다.
메시지가 오고, 치료자의 전화가 온다. 기다려지게 된다."

K 씨

"알코올 중독자는 그 무엇으로도 채울 수 없는 것이 있다. 술에 중독되지 않았더라도 채울 수 없는 허전함 때문에 다른 무엇인가에 중독되었을 거다. 모임이 내 마음의 빈 곳을 채워주었다."

Y 씨

"한번 털어놓기가 힘들어서 그렇지 털어놓으니까 편안해요. '어' 하면 알아들으시고 설명 안 해도 금방 알아들으시니까 편하데요."

C 씨

"누구나 결점이 있다. 가리고 살고 있는데, 중독이 된 경우는 만천하에 드러난 경우다. 그래서 12단계를 하지 않으면 회복되지 못할 정도로 파괴가 되었다고 생각한다. AA에 나간다는 것은 자신의 파괴된 하나하나를 발표를 통해 끄집어 내는 것이다. 그러기 위해서는 AA 모임에서 자신이 주인이 되어야 하고 처음은 아니더라도 발표를 통해서 자신이 편해지는 도움을 받는다는 것을 알아야만 꾸준히 나오고 회복할 수 있다.

자신이 진실로 속마음을 이야기하면 AA의 오올드 멤버(회복자)가 싹수가 있구나 하고 도와준다. 멤버들은 도와주고 싶은데 도와주다가 재발하는 것을 보면서 상처를 받기 때문에 진실로 하려고 하는 사람을 도와준다. 처음에는 근엄해 보이고 냉랭해 보이는데 마음의 문을 열고 진실로 회복하려고 하면, 자신의 진짜 속마음을 이야기하면, 엄청나게 도와준다. 느껴보지 않은 사람은 모른다."

자신의 잘못을 털어놓는 것만으로 신에게 용서받을 수 있다는 믿음이 모임에서 도움받을 결심을 하는 영적인 힘인 된다. 누구에게도 하기 힘든 속마음을 이야기하기 전에는 두려움과 걱정이 앞선다. 자신의 진짜 속마음을 이야기하기보다는 회피하거나 다른 이야기를 한다. 자신의 속마음을 이야기하면 모임에 회복자가 금방 알아차리고 도와주게 된다. 털어 놓을까 말까 고민하다가 모임에서 이야기한 후에 편안해지는 경험을 통해서 혼자서 하기보다는 모임에 참여해서 회복하려는 마음을 갖게 된다.

누군가에게 자신의 힘든 점과 약점을 숨김없이 이야기해도 자신이 비난받기보다는 이해받을 수 있다는 영적인 믿음이 모임에 나와서 자신의 힘듦을 털어놓게 하는 영적인 힘이다. 즉 나의 아픔을 진실로 털어놓으면 집단이나 개인이 나를 이용하지 않고 도움을 준다는 믿음이 생기는 것이 모임을 통해서 회복할 것을 결심하게 하는 영적인 힘이다.

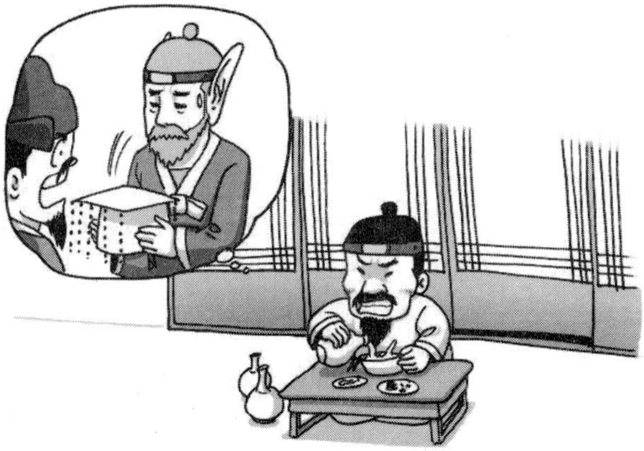

회복을 유지하는 단계에서의 영적인 힘

사랑받고 인정하고 털어놓고 받아들이는 과정이 반복된다.

사랑받고 괜찮은 사람이라는 생각이 자신감을 준다. 자신이 있으니까 자신의 문제를 더 잘 보게 된다. 자신이 있으니까 자신의 힘든 점을 털어놓고 편해질 수도 있다. 편해지니까 다른 사람의 의견을, 회복의 길을 더 잘 받아들이게 된다. 회복의 길로 잘 가니까 괜찮고 사랑받는 사람이 된다. 그러면서 3년 동안의 회복 후에는 인생의 새로운 도전에 소망을 가지고 노력하게 된다. 사랑, 믿음, 소망의 영적인 힘이 작용하는 것 같다. 현재에 만족하지 못하고 스트레스 받고 불행해지면 중독에 빠진다. 감사하고 어울리고 봉사하면서 행복해지면 중독에서 회복할 수 있다.

좀 더 자세히

회복자들이 말하는 영적인 것 (회복 후에 변화된 마음들)

① 온전한 생활의 즐거움을 알게 된다.
- 살기 위해서는, 회복되기 위해서는 온전한 생활을 해야만 된다고 믿는다.
- 온전한 생활이 안 되면 회복되지 못한다는 것을 안다.

② 싫으면 싫다고 얘기할 수 있고, 털어놓으면 편해진다는 것을 알게 된다.
- 털어놓으면서 불안감, 죄책감, 후회가 줄어든다는 것을 안다.
- "알코올 중독자는 채울 수 있는 것이 없다. 별것을 다해도 안 채워진다. 알코올 중독이 아니더라도 뭔가에 중독되었을 것이다. 채워주고 있는 느낌이다. 도저히 안 채워진다. 그 어떤 것으로도. 내 마음은 착한데, 상처를 많이 안 주어야겠다고 생각하면서도 사랑하는 가족에게 상처를 주게 된다. 드러내고 털어놓으면서 술로 가려야만 했던 불안감, 부끄러움, 죄책감을 덜게 된다."

③ 자신을 가꾸고 사랑하고 칭찬하게 된다.

④ 감사하는 마음이 생긴다.

⑤ 자기 중심에서 벗어나 타인의 입장을 고려하게 된다.
- 음주 시에는 자기 중심적인데 단주한 지 2~3년이 지나면 타인의 입장을 고려하게 된다.
- 단주시간이 지나면서 상대방 감정이 상하지 않았을까 걱정이 되어서 말하기가 불편해진다.
- 처음에는 정말 교만했다.

⑥ 가족들에 대한 기대치가 낮아지고 가족들의 어리광을 받아준다.

⑦ 세상을 보는 눈이 바뀌어진다.

⑧ 다른 사람을 도와주고 싶어 한다. 주고받고 싶어 한다.
- 스스로 즐거움을 느낀다.

11

알코올 없이 기쁨을 누리는 생활

11
알코올 없이 기쁨을 누리는 생활

술 없인 외로워

단주 생활을 하다 보면 많은 변화가 생긴다. 물론 대부분이 좋은 변화이지만, 한편으로는 이전에 술에 집중했던 시간들이 많이 남게 되어 심심하고 외롭다고 느낄 수도 있다. 그동안 술을 구하고, 술을 사서 마시고, 술을 깨는데 얼마나 많은 시간을 투자했던가? 함께 술을 마시던 술 친구들을 이제 더이상 가까이 하지 않는다. 그러면 어느 순간, 술을 안 마시니까 좋기는 하지만, 인생의 즐거움이 없고, 공허하다는 회의감에 빠질 수가 있다. 회복의 길에 있는 많은 분들이 회복 과정에서 단조로운

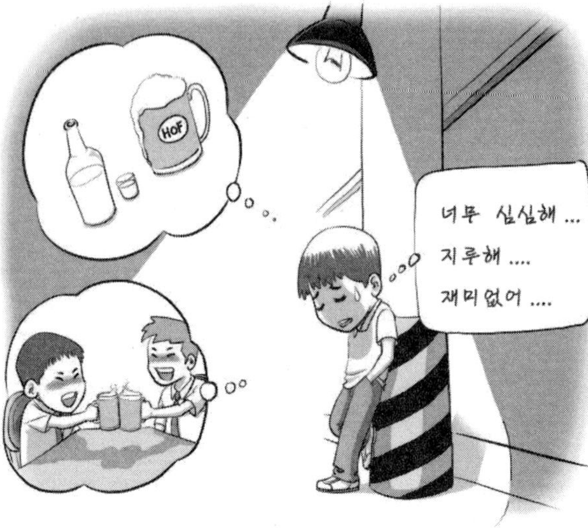

'술 없는 삶' 이 힘들다는 이야기를 하고 술을 대신해서 삶에 활력을 줄 수 있는 방법들을 찾기 위해 애쓰는 경우가 많다. 술과 관련된 다급한 문제들이 잘 해결되어 가고 있는 시점에서 자신의 회복을 꾸준히 지속시키기 위해서는 자신의 삶의 많은 영역들이 잘 짜여져야 한다. 즉 단순히 "술만 안 마시면 된다."라는 편협한 생각을 벗어나, 한 인간으로서의 나의 욕구들이 건강하게 충족될 수 있는 현실적인 방법들을 찾는 것이 중요하다. 그렇게 한다면 알코올이 자신의 삶에 끼어들 여지가 없게 된다. 그동안의 삶이 술이라는 부정적 중독에 빠진 삶이었다면, 자신의 삶을 더 윤택하고 행복하게 만드는 '긍정적 중독' 으로의 변화를 해보는 것이다. 그래서 술 없이도 어떻게 의미있게, 즐겁게 온전한 삶을 누릴 수 있을지에 대해 계획하고 실천하는 것이 중요하다.

술 없이 행복해지는 방법들

당신 자신을 충분히 사랑하고 돌보고, 무엇이 옳은 것인지에 관심을 기울여서 생각하는 것이 중요하다. 자신이 무엇을 해야 한다는 의무감이나 규칙보다는 자신이 원하는 것이 무엇인지, "진정으로" 원하는 것이 무엇인지를 찾아내고, 작은 기쁨들을 찾아내어, 진정으로 성취감을 느끼고 행복해질 수 있는 것들을 발견하는 것이 필요하다. 또한 함께 즐거워하고 도움을 주는 사람을 찾는 것, 즉 좋은 관계를 형성하는 것 등이 중요하다.

'술 없는 온전한 삶' 을 지속시키는 데 도움이 될 수 있는 실천 방법들을 소개하자면 다음과 같다. 여기에 소개되고 있는 내용들은 알코올 의존의 회복이 안정적으로 진행되고 있는 전세계의 회복자들이 하나같이 추천하는 방법들이다.

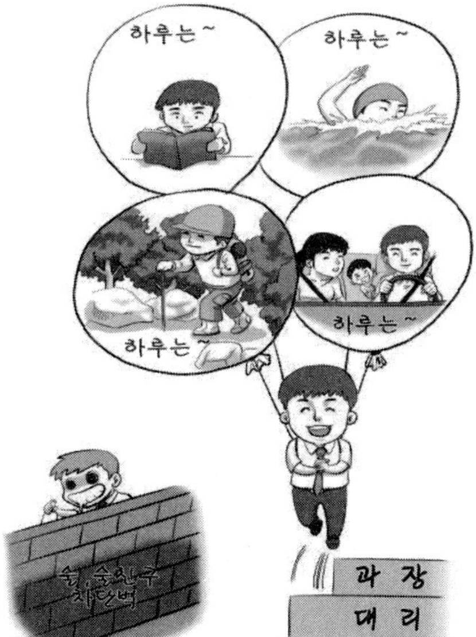

독서

술 마시는 동안은 책을 가까이 할 시간이 없었을 것이고, 책을 읽더라도 집중을 할 수가 없었을 것이다. 책은 정신을 맑게 해주고 지혜가 담겨있다는 것을 누구나 잘 알고 있는 사실이다. 책의 종류에 상관이 없으니 회복과 관련된 책들, 소설, 영적 서적, 기타 등 어떤 책이든 열심히 읽는 것이 도움이 된다. 가능하면 회복자를 위한 양서들을 필수적으로 여러 번 읽는 것이 좋다.

취미와 예술 활동

자신에게 잘 맞는 취미 활동을 개발하고 문화적인 예술 활동을 하는 것도 도움이 된다. 취미생활과 예술 활동을 위한 시간적 여유를 마련하는 것이 익숙하지 않을지 모르지만 회복의 길을 더욱 탄탄하게 만들어 주는 중요한 과제다. '즐거움에 대한 욕구' 는 인간의 기본 욕구이며, 어느 누구도 지루하고 재미없는 삶에 만족하기는 힘들다. 테니스, 댄스, 축구, 뜨개질, 수영 등의 취미 활동을 최소한 한 가지라도 시작하고, 영화나 연극, 또는 기타 예술 행사 등을 관람하는 동안 '단주 생활' 이라는 긴장감에서 벗어나게 되고 잠시 자신을 즐거움으로 초대하게 되는 것이다. 회복자들은 대부분 자신에게 잘 맞는 여러 가지 취미 활동을 하고 있다.

여행과 휴가

마음먹고 계획해서 자신을 위한 휴식을 가진다. 어떤 회복자는 휴가야 말로 영혼을 위한 훌륭한 선물이라고 말한다. 일상 속에서 자신을 위한 취미 활동에 시간을 할애하는 것은 기본이고, 장기적인 계획을 세워 적절한 때에 여행을 하거나 휴가를 보내면서 자신을 위한 '보상'을 해주는 것이 필요하다. 어려운 단주 생활의 여정에서 고군분투하며 노력하는 회복자들은 충분히 보상을 받을 만한 가치가 있다.

자연을 느끼고 야외 활동하기

정원 가꾸기, 애완동물 기르기, 걷기, 야외에 있기, 자연을 즐기기 등은 우리에게 여유를 준다. 어떤 회복자들은 자연의 색깔, 냄새, 소리 등을 더 잘 인식하기 위해 가능한 한 야외로 나간다고 하며, 자연은 '영적인 교감'을 위한 가장 좋은 환경이라고 한다. 우리가 명상을 하는 이유도 사물을 판단하지 않고 있는 그대로 잘 인식하기 위함인데, 자연은 이러한 '명상을 위한 좋은 환경'을 제공해 준다. 삶의 스트레스 및 어려움에 힘겨워하고 있는 우리에게 자연은 훨씬 더 큰 세계로 연결되는 '영적인 통로'가 될 수 있다.

음식 잘 먹기

회복자들의 10대 즐거움 중 하나에 음식이 들어간다. 그 정도로 먹는 즐거움은 큰 것이다. 많은 회복자들이 가족들과 함께 식사하는 것을 즐거워하는데, 특히 영양학적으로 균형잡힌 규칙적인 식사가 중요하다. 건강에 더 좋은 음식들을 골고루 먹고, 하루 세 끼를 규칙적으로 먹는 것이 가장 기본이다. 또한 알코올성 음료를 전혀 마시지 않고, 카페인 음식을 줄이고, 과일과 채소를 많이 섭취하는 것이 좋다. 온전함을 잘 유지하기 위해서는 신체적인 요구를 잘 충족할 수 있도록 잘 먹고, 충분히 자고, 상쾌한 공기로 숨을 쉬는 것이 매우 좋다.

운동을 통해 성취감을 얻기

'술 없는 온전한 삶' 을 이뤄가는 과정에서 운동이 매우 강조되고 있다. 운동은 자신의 삶에서 즐거움을 성취하는 두 번째 방법이라고 할 정도로 중요한데, 첫 번째는 '사랑하는 사람과의 관계' 라고 한다. 어떤 회복자는 "운동과 영성은 함께 한다. 영성이 없는 운동은 공허하다. 내가 달리거나 자전거를 타거나 걷거나 무엇을 하든지 간에, 나는 즐거움을 발견하고 감사함을 느낀다."라고 이야기한다. 운동의 효과를 연구한 한 연구에서 운동을 한 집단이 명상을 한 집단보다 더 음주량이 감소했다는 결과가 있다(Alan Marlatt, 1986; Anne, 2002에서 재인용).

다음은 수년간 단주 생활을 영위하고 있는 회복자들이 전하는 운동의 좋은 점들이다.

"운동은 기분을 좋게 만들고 감정을 다스리는데 도움이 됩니다."

"운동은 스트레스를 줄여주고, 기분을 개선시켜 주며, 체중을 유지해 주고, 혈액순환과 인내심을 증가시킵니다."

"내가 술을 처음 끊었을 때, 걷는 것과 자전거 타기야 말로 내가 했던 가장 중요한 일이었습니다. 엔돌핀이 술을 대신해 주었는데, 그 엔돌핀 역할을 한 것이 운동이었습니다."

작은 즐거움을 찾기

취미 활동과 연결되는 즐거움도 좋고, 그냥 일상에서 쉽게 접하는 다양한 작은 즐거움을 발견하는 것이 중요하다. 예를 들면, 꽃을 좋아하는 사람은 꽃을 기르거나 만지거나 자르거나 하는 모든 것들을 좋아할 수 있을 것이다. 자신이 좋아하는 것들의 목록을 만들고, 이것들을 즐기고 감사해 하는 것이다. 그리고 좋아하는 것들 중 최소한 하루에 하나라도 하는 것이 필요하다.

다음은 작은 즐거움의 예이다.

좀 더 자세히

작은 즐거움

1. 시원한 공기를 마시기 위해 밖으로 나가기
2. 산책하기
3. 일기장에 메모하기
4. 심호흡 및 가벼운 운동하기
5. 집 안 정리 및 청소하기 (집 안 가구 배치, 찬장 정리 등)
6. 성경 구절 읽기
7. 불경 읽기
8. 음악을 들으며 명상하기
9. 친구(가까운 사람)에게 전화하기
10. 라디오, TV, 비디오 보기
11. 누군가를 찾아가 이야기 나누기
12. 다른 사람에게 작은 선물하기
13. 수공예 작업하기
14. 노래 부르거나 악기 연주하기
15. 신문 읽기
16. 목욕이나 샤워하기
17. 화장하기
18. 간식 먹기
19. 아이들과 장난하기, 놀이터나 영화관에 데리고 가기
20. 거실에서 음악을 틀어놓고 춤추기
21. 집에서 운동기구로 운동하기
22. 요리하기
23. 독서, 만화보기
24. 봉사활동(고아, 노인, 장애인 돌보기)에 참여하기
25. AA 참여하기
26. 가족이나 친구들과 많은 시간을 보내기
27. 게임하기-윷, 카드 등
28. 외식하기
29. 자전거 타기
30. 마사지나 안마를 받거나 해주기
31. 일광욕하기
32. 자연 경관, 자연의 소리를 감상하기
33. 달이나 별을 바라보기
34. 절, 교회, 성당에 가기
35. 지나가는 사람들을 구경하기
36. 시장, 백화점 구경하기
37. 일을 열심히 하기
38. 이발소나 미장원에 가기
39. 좋은 옷을 입어보기
40. 화초 기르기
41. 애완동물 기르기
42. 이를 닦기
43. 잠자기
44. 아무 생각 없이 편한 자세로 쉬기
45. 담배 피우기
46. 농담 나누기
47. 남을 도와주기
48. 커피, 홍차, 녹차 등을 마시기
49. 친구 집에 가기
50. 등산, 캠핑 가기

다른 사람을 도움으로써 성취감을 찾기

다른 사람을 돕는 것은 회복자들이 말하는 10대 즐거움 중의 하나이다. 전통적인 AA의 철학에서도 다른 사람을 돕는 것은 매우 중요하게 간주된다. 다른 의존 환자들에게 메시지를 전하면서 그들의 회복을 도울 수도 있고, 의존 환자가 아닌 다른 사람들에게 자원봉사 활동을 할 수도 있다. 많은 회복자들이 봉사활동을 통해 즐거움을 찾고, 스스로에 대한 성취감을 느끼게 된다.

회복 중인 D 씨의 경우, 사랑의 도시락 배달 일을 하며, 삶의 활력을 느끼고 있는데, 그는 "술마실 때 봉사활동과 회복 중인 과정에서 하는 봉사는 완전히 다릅니다."라고 표현한다.

봉사활동은 사람을 성숙하게 만들고, 좀더 성숙한 맑은 정신에서의 봉사활동은 진정한 기쁨과 성장을 안겨준다.

직업적 경력에서 만족을 찾기

회복자들의 3분의 2 이상이 자신의 음주 문제가 해결되면서 직장에서의 긍정적인 변화가 있거나 공부를 더 하게 되었다고 대답한다. 그들은 월급이 몇 배로 오르기도 하고, 직장 내에서 대인관계가 좋아지며, 스스로가 직업 내에서 느끼는 스트레스가 감소한다고 한다. 물론 모든 회복자들이 다 그렇지는 않지만, 대부분은 자연스럽게 긍정적인 변화가 있는 것 같다. 어느 직장이든 직무 스트레스는 있게 마련이다. 하지만 인생에서 가장 중요한 것 중의 하나가 자신의 '일'이라는 점을 생각하면 우리가 일을 즐겁게 할 수 있는 것은 매우 중요한 숙제인 것 같다. 자신의 일을 즐겁게 할 수 있고, 일에서 오는 스트레스를 잘 관리할 수 있다면, 자연스럽게 '술 없는 온전한 삶' 에 가까워진다.

관계를 증진시키고 즐기기

회복자들이 말하는 온전함에서 찾을 수 있는 즐거움 중에 가장 대표적인 것이 가족이나 연인, 그리고 친구들과의 관계를 통한 즐거움이다. '가족과 함께 있는 것' , '친구와 가족과 보내는 시간' , '사랑하는 남편, 친구, 그리고 가족' , '나의 아이들과 보내는 시간' 이 회복자들이 이야기하는 가장 흔한 즐거움이다. 열 명의 회복자 중 아홉 명 이상이 회복 중에 사람들과의 관계가 더 나아진다고 이야기한다. 더욱 개방적이고, 더 정직하며, 더 깊이가 있고, 더 많이 신뢰하게 된다.

다음은 회복자들이 이야기하는 내용들이다.

> "나는 모든 사람들에게 매우 개방적이고 정직합니다. 나의 열아홉 살 난 딸과도 대화를 잘 합니다. 또한 나의 아내와 대화를 나누고 우리가 함께 나눈 시간을 즐깁니다. 나는 사람들에게 더 많은 기회를 줍니다."

> "나의 부모님과의 관계가 진정으로 치유가 되었습니다. 우리는 서로를 사랑하고 존경합니다. 그리고 우리는 함께하는 것이 즐겁습니다."

성생활에서 만족을 찾기

어떤 사람들은 술을 끊게 되면서 성적인 친밀감을 갖는데 어려움이 있다고 말하지만, 더 많은 회복자들은 그들의 성생활이 향상되었다고 말한다. 성관계 중에 더 침착하고 의식적이 되고, 더 창조적이 된다고 한다. 게다가 더이상 난잡한 성관계가 없으며, 성적 쾌감에 도달하는 것도 더 쉽다고 한다. 아무튼 '술 없는 온전한 삶' 을 유지하는 것이 성생활에 여러 가지 긍정적인 영향을 미치는 것 같다. 하지만 성감에 가장 많은 영향을 미치는 것은 '뇌' 라는 것을 명심해야 한다. 성적인 기능도 중요하지만, 상대방에 대한 존중과 정신적인 배려와 사랑이 '뇌' 에서 작용할 때 비로소 우리의 성생활도 더욱 행복해질 수 있다. 정신적인 사랑과 배려, 존중이 없는 성은 오래가지 못한다.

가족관계에 관심을 갖고 노력하기

많은 의존자들이 부부 간 또는 가족들 간의 불신 문제나 갈등 때문에 재발하게 된다. 이미 금이 간 신뢰를 회복하는 데는 시간이 걸린다. 초기 회복의 1~2년 사이에 이런 문제가 가장 흔히 일어난다. 온전한 생활이 유지되면서 관계들이 많이 좋아지기는 하지만, 항상 관계가 더 나아지기만 하지 않는다는 것을 인식할 필요가 있다. 그렇기 때문에 더 세심한 관심과 주의가 요구된다. 다음은 어느 회복자의 소감이다.

"술마실 때는 일주일에 두세 번은 다투었어요. 한 달에 몇 번은 몸

싸움을 했죠. 술을 끊고는 몸싸움은 하지 않고 아주 가끔 말다툼은 해요. 관계도 우리가 성장함에 따라 성장했어요. 우리는 술 없는 온전한 삶을 유지하기 위한 우리의 노력에 대해 더 잘 이야기할 수 있고, 더 많이 공감할 수 있어요."

술 없는 온전한 삶을 소중하게 간직하기

술 없는 온전한 생활 자체가 큰 보상이라고 말하는 회복자들이 많다. 분명히 단주 생활 자체가 주는 즐거움과 깨끗한 기분, 좋은 느낌이라는 것이 존재한다.

다음은 굳건히 회복의 길을 걷고 있는 회복자들의 '술 없는 온전한 삶' 에 대한 소감들을 정리한 것이다. 이 글을 통해 '술 없는 회복의 여정' 에 들어선 회복자들의 '작은 즐거움' 을 느낄 수 있을 것이다.

"술 없는 온전한 생활 자체가 충분한 보상입니다. 사실상 그것이 내겐 가장 큰 보상이에요. 술을 마실 때는 나에게 삶이라는 게 없었어요. 나는 지금 너무나 행복합니다."

"술 없이 온전한 생활을 누리는 그 자체가 선물입니다."

"술 없는 온전한 삶은 나에게 생명을 주었고, 사람들과 즐길 수 있게 해주었고, 남편, 가족, 친구들을 주었어요. 온전함이 없다면 나는 존재하지 않을 겁니다. 나는 내가 원하는 내가 될 수 있고, 내가 원하는 삶을 살아갈 수 있고, 나에게 중요한 것은 무엇이든 할 수가 있어요."

"음주 시에는 자기 중심적인데, 단주한 지 2~3년 지나면 타인의 입장을 고려하게 됩니다. 싸울 일이 줄어드는 거죠."

"처음에는 정말 교만했는데, 점점 치료진에게 감사하게 되고, 상대방 감정이 상하지 않았을까 걱정이 됩니다. 다시는 과거로 돌아가기 싫어요. 정말 저는 행운아예요. 나의 변한 모습에… 내가 이렇게 변할 수 있다는 것에 놀라게 됩니다."

"다른 사람들은 술을 마시고 웃고 놀고, 나는 안 마시고 웃고 놀고! 내가 빨리 받아들이게 된 것이 놀라워요. 나는 술을 못 마시는 사람!이라고 굳게 다짐합니다."

참고문헌

김석산 · 신재정 · 황인복 · 채숙희(2002). 알코올중독자의 병식 수준과 심리적 특성의 관계: 중독정신의학, 6(1), 49-57.

노인숙(2006). 알코올 의존자의 회복과정. 경희대 대학원 간호학 박사학위 논문.

다사랑중독연구소(2007). **알코올 의존 환자와 가족을 위한 회복교실**, 서울: 하나의학사.

민성길 · 강홍조 · 고경봉 · 기선완 · 김경희 · 김도훈 외(2006). **최신정신의학** 제5판. 서울: 일조각.

AA한국연합단체(2002). **12단계와 12전통**. 서울: AA 한국연합단체.

AA한국연합단체(2004). **온전한 생활**. 서울: AA 한국연합단체.

Anne, M. F.(2002). Sober for Good-New solutions for drinking problems: Advice from those who have succeeded. Boston New York: Houghton New Company.

Babor, T. F.(1990). Brief intervention strategies for harmful drinkers: new directions for medical education. CMAJ, 143:1070-76.

Fleming, M. F., Barry, K., L., Manwell, L. B., Johnson, K., London, R.(1997). Brief physician advice for problem alcohol drinkers. A randomized controlled trial in community-based primary care practices. JAMA, 277(13):1039-45.

Holder, H. D., Blose, J. O.(1992). The reduction of health care costs associated with alcoholism treatment: a 14-year longitudinal study. J Stud Alcohol, 53:293-302.

Israel, Y., Hollander, O., Sanchez-Araig, M., Booker, S., Miller, V., Gindrich, R., Rankin J.R.(1996). Screening for problem drinking and counselling by the primary care physician-nurse team. Alcohol Clin Exp Res, 20:1443-50.

Mary Marden Velasquez etc(2003). 알코올 및 약물 중독환자를 위한 집단치료, 변화의 단계 치료 매뉴얼. 서울: 하나의학사.

Perkinson, R.R. (2002). **알코올전문 치료자가 되는 길**. 신재정 · 황인복 · 김석산 · 채숙희 역. 서울: 하나의학사.

Terence, T. Gorski & John M. Kelly.(1996). Counselor' s Manual for Relapse Prevention with Chemically dependent criminal offenders.

www.aakorea.co.kr

채숙희(을지대학교 중독재활복지학과 교수)
신재정(정신과 전문의)
황인복(정신과 전문의)
강상범(정신과 전문의)
조자현(정신과 전문의)
김한석(정신과 전문의)
황춘옥(중독전문상담사)

술 없는 인생 후반전을 꿈꾼다

2008년 10월 10일 1판 1쇄 인쇄
2008년 10월 15일 1판 1쇄 발행
2012년 11월 10일 1판 2쇄 발행
2018년 3월 10일 1판 3쇄 발행
2019년 9월 10일 1판 4쇄 발행
2020년 6월 15일 1판 5쇄 발행

지 은 이 채숙희 외
펴 낸 이 최용구
펴 낸 곳 도서출판 신정

주 소 (04316) 서울시 용산구 원효로 89길 19 (원효로1가)
전 화 3211-4782, 0266(영업부), 3211-4783(편집부), 3211-4784(팩스)
이 메 일 shinjeong72@naver.com
홈페이지 www.sjbook.co.kr
등 록 2001년 5월 11일 제13-702호

기획마케팅 최용구 장만동 최충구 진소희
책임편집 석기은 황가연
본문편집 다인
표 지 SDY

ISBN 978-89-5912-075-8 03330

정가 10,000원